世界最高のエビデンスでやさしく伝える
最新医学で一番正しい

アトピーの治し方

近畿大学医学部皮膚科学教室主任教授
大塚篤司

ダイヤモンド社

はじめに　どうか、一番最初に、この本を読んでください。

あなたは、今、どんな立場でこの本を手に取っているだろうか。
湿疹ができて皮膚科に通い始め、治療方針に迷っている人だろうか。
幼い頃から、全身の湿疹に苦しみ続けてきた人だろうか。
ステロイド外用剤を使用していて、いつかは完治させたいと思っている人だろうか。
ステロイド外用剤以外の、いわゆる「民間療法」を実践している人だろうか。
自分のお子さんがアトピーにかかり、悩んでいるお母さんお父さんだろうか。
あなたの大切な人がアトピーに悩んでいて、助けてあげたいと思っているだろうか。

安心してほしい。
そのすべての人に向けて、ぼくはこの本を書いた。

あなたは、アトピー患者として、これまでどんな悩みを抱えてきただろうか。
「肌が汚い」などと、周囲の人の心ない言葉に傷ついてきただろうか。
かゆみで夜も眠れず、眠れてもかきむしって体がボロボロになってしまっただろうか。
化粧や肌を露出させることができず、引け目を感じてきただろうか。
洗い物や洗濯をすると症状が悪化し、日常生活に支障をきたしているだろうか。
あらゆる治療法を試してきたのに一向によくならず、医療に絶望しているだろうか。
そのすべてを諦める前に、どうかこの本を読んでほしい。
切実な悩みを抱える人が読むことを前提に、ぼくは、覚悟を持ってこの本を書いた。

厚生労働省の2017年のデータによれば、アトピー性皮膚炎の患者さんの数は51万3000人。ここ10年間、患者さんの数は増加し続けている。小学生の10%がアトピーに罹患しているというデータもある。年齢や性別を問わず、多くの人がアトピーで悩んでいる。

「アトピーは、命に関わる病気ではない」などと言われることがある。しかし、これから詳しく紹介するが、実際にアトピーが原因となって命を落とした事例もある。そこまではいかなかったとしても、患者さんの症状や悩みはさまざまであり、すべて切実だ。

本書のタイトルは、『世界最高のエビデンスでやさしく伝える　最新医学で一番正しいアトピーの治し方』だ。「エビデンス」とは、ここでは「医学的根拠」のこと。「医学的根拠に基づいたアトピーの正しい治し方」は、第4章から始まる。

なぜ「世界最高のエビデンス」だとか「最新医学で一番正しい」だとか、ものものしい言葉をわざわざ使ったか。なぜ、序章から第3章までを「正しくない治し方」の話に割いたのか。もちろん理由がある。

それは、医療従事者以外の、**一般のアトピー患者さんが触れる情報は、「正しい情報」と同じくらい「正しくない情報」に溢れているからだ。**アトピーは、その病名が「奇妙な」という意味のギリシャ語「atopia」に由来している。それほど正体がわかりにくく、実は「アトピーだ」と診断することすら難しい場合もあるのだ。

それなのにもかかわらず、アトピーのしくみや治療法に関して、「明らかに間違った情報」が非常に多く出回っている。

そして、**この本の近くに置いてあるであろう一般向けのアトピー治療の本は、残念ながら、そのほとんどが「医学的に正しくない情報」に基づいて書かれている。**

どうしてアトピー治療はこれほどまでに混乱しているのか。
アトピー治療の何が正しくて、何が間違っているのか。
結局、アトピーはどうしたらよくなるのか。
そのすべてを、根拠とともにお伝えしていく。

ぼくは、皮膚科専門医として、たくさんのアトピー患者さんを診てきた。軽症、重症、男性、女性、子どもから老人まで。これまで述べ10000人を超えるアトピー患者さんを診察してきた。

大学病院、地方の総合病院、海外の病院での勤務を経て、それぞれのアトピー治療をこの目で見て、患者さんの声をこの耳で聞いて、経験した。アトピーの治療に、命を削るほどの時間と労力を注ぎ込んできた。

そして、ぼくはアトピー治療の新薬開発の研究に携わってきた。幸運なことに、いくつかの研究は順調に育ち、２０２０年からアトピー患者さんの元に届けられるものもある。現在も別の新薬を開発しながら、臨床で患者さんの診療にあたっている。

また、年間40回以上、毎月のように医師たちにアトピーの講演をし、ひとりでも多くのアトピー患者さんが救われるように、寸暇を惜しんで働いている。

この本は、そういうぼくのこれまでのアトピーに関する知識と経験に基づいている。

それだけではない。本書で紹介する治療法は、医学的に信頼度の高い１００以上の研究結果に基づいている。つまり、**世界中で実践されるアトピー治療のスタンダードだ。**アトピー治療における医学史の最先端にある、今、医学的に最も正しいと言える治療法を紹介する本だ。

だからこそ、今、書店でここを読んでいるあなたに、どうしても伝えたい。

もしアトピーについて悩んでいるなら、一番最初に、まずこの本を読んでほしい。

先に書いたように、この本には「治し方」と「正しい情報の見分け方」の両方が書いてある。患者さんが真っ先に知りたいのは「治し方」のほうだろうと思う。だから最初に、この本が目指す先を書いておく。

どんなに軽い症状の人も、どんなに重症である人も、**すべてのアトピー患者さんが向かう先は「保湿するだけできれいな肌をキープできる状態になること」**だ。本書で紹介するあらゆる治療法は、最終的にそこに照準を当てている。

そして、あなたが置かれている状況別に、この本をどのように読むとよいかを、ぼくから提案しておきたい。

もしあなたが、皮膚科でアトピーと診断されて、治療方針に迷っているならば、**序章「皮膚科医がずっと言えなかったこと」**から読んでほしい。

もしあなたが、今ステロイド外用剤を使用した治療中にあって、もっとも効果的なステロイドの使い方と注意点を知りたいならば、**第４章「最新医学で一番正しい治し方とステロイドのウソ・ホント」**から読んでほしい。

もしあなたが、今ステロイド以外の「民間療法」を実践していて、このままその治療法を続けてよいのかどうか迷っているならば、**序章から読んで、第４章は読み飛ばしてほしい。**

もしあなたの家族や、大切な周りの人が「あやしい民間医療」を実践していて、どう言葉をかければいいかわからない人や、あなた自身が知人や親から民間療法を勧められている人は、**第１章「間違ったアトピー治療法を見分ける方法」**から読んでほしい。

前書きの最後に、みなさんに告白しなければならないことがある。

ぼくはアトピー患者さんの気持ちを理解せず、一方的に情報発信していた過去がある。自分の頭で考えることを怠り、「権威ある人」の言葉を盲信していたことがある。アトピー治療と向き合う中で、バッシングを受けて、苦しくて逃げ出した経験すらある。

頭がおかしくなりそうなほど悩んで、右往左往して、自分の知識と世の中の常識を疑った。アトピーの民間療法に関する本や、脱ステロイドに関する情報を集め、徹底的に勉強した。

そして、改めてアトピー治療と本気で向き合った末に、今がある。

この本は、ぼくのアトピーに関する知識と経験を、皮膚科専門医としてのキャリアの全てを注ぎ込んだ1冊だ。

ぼくの覚悟を引き出し、後押ししてくれたダイヤモンド社の今野良介さんに感謝する。

2020年1月　大塚篤司

世界最高のエビデンスでやさしく伝える 最新医学で一番正しい アトピーの治し方　もくじ

はじめに　どうか、一番最初に、この本を読んでください。……001

序章　皮膚科医がずっと言えなかったこと

まずは謝りたい。あの時の患者さんへ。……022
ボロボロに傷ついた患者さんからのメール……025
「脱ステロイド」の背景にあるもの……029
初対面の患者に「怒る」医者……030
「アトピーは治りません」と言う医者……031
ぼくが苦手な医者「2つのタイプ」……035
「自分は偉い」と勘違いしている医者……036

空気が読めない医者　038
「私の言う通りにすれば絶対よくなる」と信じている医者　041
「ニセ医学」をすすめる医者の心理　043
「医者の承認欲求」を満たすニセ医学　045
「医学博士」という肩書きだけでは信用できない　048

第1章　間違ったアトピー治療法を見分ける方法

患者を食いものにする「アトピービジネス」　052
「糖質制限がアトピーに効く」は本当か？　055
「アトピーに効く化粧品」は薬機法違反　057
「相関関係」と「因果関係」の決定的な違い　065
「因果関係がないとは言い切れない情報」は医学ではない　067
「健康によさそうな◯◯」は悪用される　069
悪用されやすい「４つのバイアス」と心理作用　071

ステロイド外用剤に「医者と製薬会社の癒着」はない 076
患者さんに求めること 080
急いでいて「薬だけもらいに」皮膚科に行く人へ 082
医者と知識で張り合おうとする人 083
子どもへの「医療ネグレクト」は命に関わる 084
テレビの「誤情報」を見分ける方法 086
書店に並ぶ「一般医学書」の大半は「ニセ医学」 089
「名医」の称号は、金で買える 091
あなたの主治医は「その情報は間違いだ」と言ってくれるか？ 092
情報を見極める防具としての「エビデンス」の話 093
「プラシーボ効果」がニセ医学に利用されるメカニズム 096
「メタ解析」と「システマティックレビュー」は信頼度が高い 097
「試験管」や「動物実験」による研究結果は信頼度が低い 098
「専門家の意見」は、最もエビデンスが低い 100

第2章　誰も教えてくれなかった「アトピーの正体」

「診断」が違えば「治療法」は異なる……104
絶対に「自己診断」してはいけない……105
アトピーは「命に関わる病気」を引き起こす……105
アトピーを引き起こす「3つの原因」……107
①乾燥肌（ドライスキン）がアトピーを引き起こすしくみ……108
②免疫システムの異常がアトピーを引き起こすしくみ……116
③かゆみがアトピーを引き起こすしくみ……118
「骨の歪み」と「腸内環境」原因説のウソ……122
「子どもに予防接種を受けさせるな」のウソ……124
「金属アレルギー」とアトピーの関係……125

第3章　民間療法をエビデンスで検証する

あなた自身が治療法を判断できるようになる……130
「亜鉛とアトピー」のエビデンス……132
「乳酸菌とアトピー」のエビデンス……135
「アルコールとアトピー」のエビデンス……138
「タバコとアトピー」のエビデンス……139
「感染症とアトピー」のエビデンス……140
「ビタミンDとアトピー」のエビデンス……142
「除去食とアトピー」のエビデンス……142
「糖質制限とアトピー」のエビデンス……145
「睡眠とアトピー」のエビデンス……146
「ダニとアトピー」のエビデンス……148
「ストレスとアトピー」のエビデンス……149
「肥満とアトピー」のエビデンス……151
「オメガ3脂肪酸とアトピー」のエビデンス……152

「ブリーチバス療法」のエビデンス 153
「漢方やハーブとアトピー」のエビデンス 155
「ウェットラップ療法」のエビデンス 156
「特異的免疫アレルゲン療法」のエビデンス 157
「整体や鍼灸とアトピー」のエビデンス 160
「宗教・気功・水」とアトピー 161
「プラシーボ効果」と「ノシーボ効果」 162

第4章 最新医学で一番正しい治し方とステロイドのウソ・ホント

「脱ステロイド」をやっている方へ 166
標準治療は「エビデンスレベル最高」の治療法 168
主治医を信じられなくなったときの「マジックワード」 170

「筋肉増強剤」とは別物です 171
「ステロイドは悪魔の薬」の巨大な代償 172
混乱に拍車をかけた「間違った副作用」 173
「肌が黒くなる」のウソ 174
「内服」と「外用」で副作用は異なる 175
「経皮毒」という明らかなデマ 176
ステロイド外用剤「強さのランク」一覧表 177
ステロイドの「正しい用量」 180
ステロイドを塗る期間と「プロアクティブ療法」 182
ステロイドは「風呂上がり」に塗るといい 185
「軟膏」「クリーム」「ローション」どのタイプが最も効くか? 186
「リバウンド」のエビデンス 188
「長期間使うと効かなくなる」のエビデンス 190
「ステロイド中毒」「ステロイド依存症」のエビデンス 192
「依存症」を誤解しない 193
ステロイドに「保湿剤」を混ぜてよいのか? 195

ステロイドと保湿剤、どちらを先に塗るべきか？ 198
ステロイドは「いくら塗っても大丈夫」なのか？ 198
本当に正しい「ステロイドの副作用」 200
「顔」に塗るときは専門医の指導が必要 202
ステロイドを原因とした「かぶれ」 204
「水虫」にステロイドを塗ると悪化する 205
赤ちゃんにステロイドを使ってもいいの？ 206
妊婦や授乳婦もステロイドを使っていいの？ 206
ステロイドの正しい「保管方法」 209
ジェネリックのステロイドを使っていいの？ 210
「まずはステロイド」と考えてよい 211

第5章　その他の治療法と新薬について

「保湿」は皮膚から侵入してくる敵への「バリア」になる 216

「保湿」はアトピーの「予防」にも「治療」にも有効 218
「プロトピック」の特徴と正しい使い方 223
「紫外線治療」の特徴と使い方 226
「ネオーラル」の特徴と正しい使い方 227
「デュピクセント」の特徴と正しい使い方 230
今後登場する代表的な「新薬」 233
アトピーにまつわる「検査」一覧 236

第6章 かゆみを抑える方法と生活習慣

かゆみを抑えるベストな方法は「冷やす」こと 240
かゆみを抑えるアトピーの薬 240
抗アレルギー剤は「花粉症の時期」に飲むとよい 242
抗アレルギー剤は「第2世代」を選ぶとよい 243
クロタミトンは「試す価値がある」薬 246

カプサイシンは「痛み」で「かゆみ」を抑える 246
メントールは瞬間的にかゆみを抑える効果がある 247
お風呂の温度は「38～40℃」がよい 248
アトピーの子をもつ親が悩むこと 250
どうか「かいちゃダメ！」と言わないで 253
「他の癖に置き換える」という方法 254
「最悪の状態を避ければいい」と考える 255
「春夏秋冬」のアトピー対策 257
化粧品は「落としやすいもの」を選ぶ 263
その他の生活品などについて 264

終章　アトピー医療のこれから

医療全体の問題として 266
AI医療でアトピー治療はどう変わるか？ 268

医者と患者は、人と人……270
あとがきにかえて……273
参考文献・参考Webサイト……275

※本文中に「※」マークで付記している番号は、巻末に掲載している論文番号と対応しています。

序章　皮膚科医がずっと言えなかったこと

まずは謝りたい。あの時の患者さんへ。

ぼくはこれまでたくさんのアトピー性皮膚炎の患者さんを診てきた。軽症、重症、男性、女性。そして子どもから老人まで、多いときは1か月に1000人近いアトピー患者さんを診察してきた。

ほとんどのアトピー患者さんは、「標準治療」で良くなる。小児患者さんの大半は、大人になるまでに完治する。治らなくとも、湿疹が起こることなく、「ドライスキン」といわれるカサカサの肌だけが残るケースが多い。

しかし、完治にいたらず、大人になってもアトピーで苦労する患者さんたちがたしかにいる。子どもの頃はまったく皮膚にトラブルがなかったのに、大人になってからアトピーを発症する人もいる。アトピーは、症状も経過も患者さんによって異なる病気だ。

アトピーは慢性に経過をたどる病気で、なかなかよくならないことも多い。その迷ったり苦しんだりする過程で、ステロイドを使った標準治療を離れ、いわゆる「民間療法」に傾倒する患者さんがいる。

ぼくは、医者になってからずっと、この「標準治療から外れた患者さん」が気になっている。失礼に聞こえるかもしれないが、そういう方々に興味がある。標準治療から外れた患者さんと、その人たちをとり囲む環境を知りたいと真剣に思ってきた。

今から10年以上前のことだ。**ぼくはインターネットで、アトピーとステロイド外用剤に関する情報を発信するブログを、匿名ではじめた。**アトピー患者さんにステロイドの安全性を訴え、アトピーの病態に関して、できる限りわかりやすく解説した。ブログランキングでは常に上位に位置し、多くの読者に読んでもらっていた。

しかし、アトピー患者さんの反応は予想外だった。ぼくは、多くのアトピー患者さんに叩かれた。ネット掲示板の「2チャンネル」（現在の「5チャンネル」）には、ぼくの悪口を書くためのスレッドが出現し、記事をあげるたびに大量の反論が集まった。読めば重い気持ちになる。人格否定を伴なう批判があれば傷つく。あまりにもひどい書き込みには怒りを覚える。正直、読むのは嫌だったが、読まずにいられなかった。

医療とは「患者が治したい病気を、医者が手助けする行為」だ。医者と患者は、本来同じ方向を向いている。しかし、医療の現場では、しばしば**「患者 対 医者」という対立構造**が生まれる。ぼくがブログでアトピーやステロイドについて語れば語るほど、アトピーで悩み、ネットで情報を求める患者さんたちは、ぼくを「敵」とみなした。

ぼくのほうも、ネット掲示板でぼくの人格否定を繰り返す患者さんたちを、よく思わなかった。正確に言えば、そんなアトピー患者さんたちが苦手だった。そして、ぼくはネットを離れ、アトピーに関する情報発信の一切をやめた。アトピーを取り巻く治療の混乱には、近づかないことにした。

それから10年ほど経過した地方の研究会でのこと。ある皮膚科医が、**ステロイド外用剤を使う標準治療を行わない治療法、いわゆる「脱ステロイド」**を実践する患者さんに対して「よく思っていない」という趣旨の発言をした。よく思わないどころか、バカにするような言い方だった。ものすごく腹がたった。「言うことを聞く患者さん」しか助けようとしない医者の傲慢さに、我慢がならなかった。

しかし、腹が立つと同時に、10年前にブログをやめた自分は、まったく同じことをしていたことに気づいた。猛烈に恥じた。まずは、謝りたい。かつてのぼくが患者さんたちの声に耳を傾けず、一方的に発信し続けていたことを。「許してくれ」と言いたいわけではない。今もまだ謙虚になりきれていないし、患者さんたちの気持ちをわかっていない部分もある。

ただ、今なら、あの時よりもう少し、ましな説明ができる。
どうか怖がらず、怒らずに、この本を最後まで読んでほしい。

ボロボロに傷ついた患者さんからのメール

標準治療を選ばなかったアトピー患者さんには、一人ひとり個別の理由と背景がある。
こんな当たり前のことをぼくが思い知ったのは、ネット掲示板で叩かれていた10年前のある日、アトピー患者さんから届いたメールを読んだときだった。

内容を一部改変し、そのメールを掲載する。


はじめまして。

アトピーの娘をもつMでございます。

娘は、赤ちゃんの時からひどいアトピーで、現在高校3年生（受験生）です。

18年間、あらゆることをいたしました。

毎日2回の掃除、寝具干し、ドイツ製の掃除機、食事療法、温泉、漢方……。

もう、くたくたです。私も娘も、何度も泣きました。

娘は小学校の時、自殺未遂も経験しております。

小児科の先生には怒られ、一向に良くならず皮膚科に行くと、また怒られ。

ステロイドの内服を処方され、弱いステロイドにしてまた再発、の繰り返し。

内科に行けば、また怒られ。

そこで、インターネットで「〇〇（事件となった商品名）」を見つけて、3年間使っておりました。この期間は落ち着いており、学校にも普通に行けました。

「〇〇」がステロイド入りで発売中止と知ったのは、5月20日です。

それからはまた、以前のような大変な日々が続いています。

娘は受験勉強にも集中できず、信頼できる先生もいない状態。

内科と小児科の先生は「ステロイドはなるべく使わないほうが良い」と言われます。

皮膚科の先生は「うまくコントロールすれば大丈夫。最初は強いものを使い、だんだん弱くしていこう」と言われます。

でも、娘のそばにいて、そんなにうまくコントロールできたことがありません。

どんどん悪くなり、どんどん強い薬になります。

わたしは、何を信じたらよいのでしょうか？

現在は非ステロイドしか使っておりません。

毎日、少しずつ、悪くなっております。


一生懸命に娘のアトピーを治療しようと努力して、それが叶わず、ボロボロに傷ついてしまった様子が伝わってくる。

当時使っていたメールアドレスは削除してしまったのだが、このメールは、久しぶりに開いたブログの下書きに残っていた。

このメールに対して、ぼくはきっと無責任に「大丈夫です。きっと良くなりますよ」と返事したに違いない。医者が告げる根拠のない励ましや具体案のない精神論は、患者さんを深く傷つける。ぼくは間違いなく、この患者さんを傷つける返事をしたと思う。今になって謝りたくても、もうこの母子と連絡をとる術はない。

当時、同じようなメールをたくさんいただいた。Mさんだけでなく、アトピーのお子さんを持ち、悩んでいるご両親はたくさんいる。彼らからのメールには、「どうしてステロイドを使わなくなったか」が書いてあった。

その部分こそ、その時のぼくが知っておかなければならなかったことであり、この本の最初に伝えておきたいことだ。これから書くことは、皮膚科医が、気がついていても言えなかった内容になると思う。

「脱ステロイド」の背景にあるもの

なぜ、高いお金を払ってまで、脱ステロイドの民間療法にかかるのか。その理由が理解できていないと、医者と患者はいつまでたってもわかり合えない。

「民間療法の手口がうまいからだ」という医者がいる。たしかに、民間療法を宣伝するホームページはどれもデザインが優れていて、担当窓口の人も、ていねいでやさしい人が多い。

では、脱ステロイドを実践する患者さんは、最初から脱ステロイドや民間療法を選ぶのか。答えは「ＮＯ」である。ほとんどの患者さんやそのご家族は、最初は標準治療を行う一般の医者に通っている。しかし、「何かのきっかけ」があって、脱ステロイドや民間療法に傾倒していく。

そのきっかけの多くが、ぼくは「医療不信」だと思っている。ここでいう医療不信とは、現代医学そのものや保険適応内で行われる医療、具体的には薬、医療機器、医療制度、医者を含む医療従事者に不信感を持つ状態のことだ。

「医者の言うことが信じられなくなって、病院に行くのをやめた」という話をよく聞く。患者さんからすれば、それは「よくある話」かもしれない。しかし、医者が自分の病院に来なくなった人たちの声を聞く機会は、まったくと言っていいほどない。ぼくもネットで発信をしていなければ、医療不信の声を聞く機会はなかった。

初対面の患者に「怒る」医者

たとえば、先ほどのMさんのメールにあるように、「医者に怒られた」経験のある人が、病院から離れていくケースがしばしば起こる。初対面の患者さんを、強い口調で叱る医者は、たしかにいる。たとえばこんな風に。

「どうして、こんなひどい状態になるまで放っておいたのですか!」

ぼくが患者の立場で同じことを言われたら、イラッとするし、頭にくる。ただ、実際には診察室で言い返す勇気もないので、「二度とこんな病院には来ない」と心に誓って、そっと離れるだろう。助けを求めて病院に駆け込んできた患者さんに対する最初の態度として、「怒る」というのはどう考えても間違っている。

なぜ、怒る医者がいるのかといえば、**皮膚の状態が悪いことを「患者がサボったせいだ」と判断するから**だろう。しかし、信頼関係ができていない状態で、詳しい話も聞かないまま叱り飛ばしてくる人の言うことを、誰が聞こうとするだろうか。

実際に、医者の高圧的な態度に心が傷ついたことを直接の原因として、標準治療から外れてしまった患者さんが少なからずいる。脱ステロイドの原因の１つに、「医者への不信」があることは間違いない。

「アトピーは治りません」と言う医者

患者さんが医療不信になった理由を聞くと、**「医者によって言うことが違うから」**というものも多い。

たとえばステロイド外用剤について、ある医者に「安全なのでしっかり使うように」と指導を受けた後、別の医者に「ステロイドは怖いから使いすぎないように」と注意されることがある。患者さんにとっては、どちらが本当のことを言っているのか、どちらの医者を信じればいいのか、判断できない。

もしぼくにステロイドの知識がなければ、「ステロイドは安全です」という言葉を信じて使い続け、別の医者に「ステロイドは使うべきでない」と言われたら、最初の医者を恨むと思う。

なぜ医者によって言うことが異なるのか。大きな理由の1つは、医者の勉強不足だ。医学知識は1か月で倍に増えるとも言われる。**知識をアップデートし続ける努力を怠った医者が、新しい医療情報を否定することがある**のだ。もちろん、新しいことを知っている医者が古い医療情報を否定することもあるから、結果的に患者さんを惑わせることになってしまう。本書については、現在わかっている限りの知識を元に書いている。

そして、患者さんを医療不信にさせる決定的な医者の言葉が、これだ。

「アトピーは治りません」

このひと言で通院をやめてしまう人がいるほど、患者さんにとっては酷な言葉だ。「アトピーは治りません」は、「アトピーという病気は慢性の経過をたどる病気なのです」という意味で伝わるとは限らない。**「わたしにはアトピーを治す腕がないのです」**と言っているようにも聞こえるし、そもそも**「わたしは、あなたのアトピーを治す気がありません」**という意味にすら伝わる。

これは患者さんがどう受け取るか、という問題だけではない。なぜ、そんなことを言う医者がいるのかといえば、「アトピーが治る」という意味のとらえ方が、医者によって異なるからだ。

たしかに、ステロイドを使わないで済む状態のアトピー患者さんは多い。ただ、その全員が、その先アトピーが再発しないかどうかはわからない。「100%治った」と言い切れない部分もある。そのことを踏まえて、「アトピーは治らない」と言い切ってしまう医者がいるのだ。

同じ医者として、気持ちはわかる。医療は断定できないことがほとんどだ。むしろ、「絶対に治る」とは言えないのが普通だと思う。だが、「アトピーは治らない」という言葉は、患者さんの希望を打ち砕く。

また、**医者がアトピーの治療を「そこそこ」で諦めてしまう**場合もある。「もっと良くなりたい」と願う患者さんの強い希望に、医者が応えていないケースがある。

医者の事情はどうあれ、「アトピーは治りません」とか「諦めてください」というような態度をとる医者に、患者さんはついていくだろうか。諦めずに一緒に病気と戦ってくれる医者を探したいと思うのは、患者としては当然だ。

その結果として、標準治療を離れて民間療法に走るアトピー患者さんがいる。これも医療不信の1つだと思う。

ぼくが苦手な医者「2つのタイプ」

患者さんは誰でも、良い医者にかかりたいと思って、良い医者を探す。当然だ。しかし、「良い医者」の定義は難しい。

「腕が良くてやさしい医者」は一般的に良い医者だろうが、「やさしい」という言葉も人によってとらえ方が違う。物事を正直にストレートに伝える医者をやさしいと思う人もいれば、オブラートに包んでぼんやり話す医者をやさしいと思う人もいる。だから、医者と患者の関係は、基本的には相性だとぼくは思っている。

それでも、多くの人が共通して「苦手だ」と感じる医者がいる。そして、ぼくにも、苦手な医者たちがいる。自分が患者になったとき「この人にこそ診てもらいたい」と思う医者と「この人には診てもらいたくない」と思う医者がいる。ぼく個人の意見として「この人には診てもらいたくない医者」は、大きく2つの種類に分けられる。

「偉そうにしている医者」と**「空気が読めない医者」**だ。

どちらの医者も、人の気持ちを考えていない、病気をあくまでも他人事と思っている医者だ。もう少し詳しく書く。

「自分は偉い」と勘違いしている医者

「偉そうにしている医者」にも2パターンある。**「周りからちやほやされ続けて自分は偉いと本当に勘違いしている医者」**と**「忙しすぎて患者さんにやさしく接する余裕がない医者」**だ。

勘違いしている前者のタイプは、地位の高い医者に多い。ぼくも「准教授」という肩書きがつくため、気がつかないうちに偉そうに振るまっている危険性がある。たとえば、飲み会で一緒の席になった若手医師と世間話をする。この時、若手は間違いなく本心を語らない。優秀な人ほど、ぼくに合わせようとする。その結果、ぼくは気を遣われて楽しい思いをする。あまりにも年が離れた相手と、心から楽しい時間を過ごせたと思うことがあれば、それは相手の気遣いにまったく気がついていない証拠である。

医者の世界には「年功序列」が残っている組織がある。若手の医師はキャリアが上の医者に気を遣うから、若手の言葉を鵜呑みにして仕事を続けると裸の王様になる。若手医師だけではなく、病院にいるすべての人間が、医者に気を遣う。医者に面と向かって苦言を呈する人間は、残念ながらまだまだ少ない。よっぽど注意していないと、**医者が「自分は偉いのだ」と勘違いしてしまうシステムが残っている**のだ。

忙しすぎて、患者さんにやさしくする余裕が持てない医者も多い。医者には当直業務がある。もちろん皮膚科医にも当直はある。日常診療が終わり、そのまま病院に残り急患に対応する。患者さんが多くて一睡もできなくとも、次の日は通常勤務に就く。

ぼくも20代の頃、当直で一睡もしていない状態で外来を担当し、そのまま夕方の緊急手術に入って**36時間ぶっ続けて働いたことが何度もある**。そんなクタクタの状態で患者さんに心からやさしくできるかというと、正直なところ、難しい。「とにかく自分が休みたい」という気持ちが勝ってしまう。

患者さんのほうはといえば、体調が悪かったり不安をかかえて病院を訪れるのだから、心に余裕はなくて当然だ。「ああ、この先生は疲れているようだから、機嫌悪くてもしょうがないな」と思える患者さんが、どれくらいいるだろうか。

そんな、互いに追い詰められた精神状態で向き合う診察室で信頼関係が生まれないのは、容易に想像がつくはずだ。

空気が読めない医者

「空気が読めない」というのは抽象的な言葉だが、ここでは**「人の気持ちを汲み取るのが苦手な医者」**という意味だ。空気が読めない医者は、想像以上に多い。

現代の受験システムを踏まえれば、医者になるための最大の条件は「勉強ができること」である。医者になる者の多くが、学生時代にエリートであった者だ。「勉強ができる」とはどういうことか。それは「暗記が得意」であり「読解力がある」であり「論理的な思考ができる」ことである。

「人の心の動きに敏感であること」は、まったく求められていない。

そこで、医学部には、患者さんの気持ちを少しでも理解できるように、趣向を凝らした授業がある。たとえば、自分が患者役になってベッドに横たわり、そこに医者役の学生が現れる。医者役が立ったままポケットに手を入れて話しかけてくるパターンと、ベッドの横に腰掛け目線の高さを合わせて語りかけてくるパターンを体験し、どちらが患者として不安が和らぐか、実際に経験する授業だ。

患者からすると、ベッドから医者を見上げる形で話をするのは、少し萎縮するものだ。実際に患者の立場を体験することで、どうすれば安心して話を聞いてもらえるかを、医者が理解するための授業である……そう思っていた。誰もが同じように、患者さんの気持ちを感じられる授業だと思っていた。しかし、どうもそうではないらしい。

一部の医学生は、この授業の意味が理解できない。患者役として、ベッドに横たわっている状態から立ちっぱなしの医者を見ても、不安にならない。むしろ、ベッドの横に腰掛け目線の高さを合わせることに違和感を覚える者がいる。「医者は次から次へ患者さんを巡回するのだから、立ちっぱなしで会話をするほうが効率的だ」と言う者がいる。感情ではなく合理性を重視し「理屈が通る行動」を選んでいるのだと思う。

こういう医学生に「どう感じた？」という質問は意味をなさない。その代わりに**「目線の高さを合わせて会話するほうが安心する患者さんが多いから、そうしてください」**と、具体的に指導しなければならない。このようにして、人間の微妙な気持ちの揺れ動きや変化を察知できず、すべてを「自分の中で理屈が通っているかどうか」で判断し行動をとってしまう医者が、一定数いる。

軽い風邪のように、放っておいても1週間で治るような病気であれば、こういった医者がいても、患者さんは困ることはないかもしれない。しかし、アトピーのような慢性の経過をたどりやすい病気や、がんのような命に関わる病気においては、コミュニケーションのとれない医者は、患者さんを深く傷つける危険性が高い。

「私の言う通りにすれば絶対よくなる」と信じている医者

医療には限界があり、医学は完璧ではない。
治せない病気は、未だ数多く存在する。

じっくり考えれば当たり前のことだが、医者はこの前提を忘れてしまうことがある。
ぼくはこの状況を「水槽の中と外」というイメージで捉えている。

ぼくたち医者は、水がたっぷり入った水槽の中にいる。医者のまわりには水がいつもあり、どこまでも水で満たされていると感じる。標準治療を実践している医者は、水槽の真ん中にいるようなものだ。外から見れば、内と外を隔てる壁はたしかに存在するのだが、水槽の真ん中にいる限り壁は見えにくいし、水槽の外を意識することが難しい。

医学や医療が完璧ではないということは、悲観すべきことではない。新しいことが発見され、少しずつ水槽が大きくなり、水が豊かになっていくということだ。しかし、**医者は、今解き明かされている医学的知識ですべてを説明できると信じてしまいが**

ちだ。これは錯覚なのだが、水槽の外の世界を否定する心理はそこから生まれる。

たとえば、患者さんから「言われたとおりにやりましたが、よくなりません」と言われたとき、「そんなことはない」と答える医者がいる。冗談のような本当の話、**「痛いです」と訴える患者さんに「そんなはずはありません」と医者が答えた**例もある。そこまで極端ではないものの、ぼくもかつて患者さんの言葉に「そんなことはないだろう」と思っていた時期がある。医者は、それほどまでに医療の限界を意識しにくい。

アトピー治療の場合を考えてみよう。「ステロイドを塗れば必ずよくなる」と心の底から信じている医者がいる。「医学に絶対はない」とわかっていながら、治療には「絶対」を信じてしまっているのだ。

本当に、すべてのアトピーはステロイドで治るのか。治らないと訴える患者さんは、全員嘘をついているのか。アトピーが治らないのは、患者さんが医者の指導を守らなかったせいなのか。ぼくはそうは思わない。もちろん、多くの患者さんはステロイドを使った標準治療でアトピーはよくなる。水槽の中の治療で十分対応可能な患者さんがほとんどだと思っている。しかし、事実、アトピーの標準治療にも限界はあるのだ。

それならば、標準治療では対応できない患者さんたちに医者は何ができるのか。「標準治療ではアトピーはよくならない」と感じてしまった患者さんたちにどんな選択肢を提供できるのか。ぼくたち医者はそれを考え続けなければいけない。本書では、これから今言える限りの正しい情報と、間違った情報が間違っている根拠を伝えていく。

「ニセ医学」をすすめる医者の心理

誤解のないようにしつこく言う。ほとんどのアトピー患者さんは標準治療でよくなる。しかし、一部、重症の患者さんが標準治療ではよくならないことがある。そういう「標準治療ではよくならない患者さん」に対して、ぼくたち医者が十分な対応を取れていなかったことが、アトピー医療の問題を引き起こしてきた原因の1つになっている。「標準治療以外、すべて悪」と決めつけてしまう医者が、患者さんを民間療法へ導いている要因の1つであるとぼくは思う。

少なくとも、2018年に「デュピクセント」という新薬が登場する前までは、多くの医者が「水槽の外の世界はない」ものとして振る舞ってきた。もちろんデュピクセントにも限界がある。効きが悪い患者さんもいるし、小児にはまだ適応されていない。正しい使用法については、230ページから詳しく解説する。

「治らないのはあなたのせい」と言われ続けてきた患者さんは、標準治療ではない何かを求める。そして、その「何か」を提供する医者が存在する。ここでややこしい問題が発生する。**標準治療ではない何かを提供する「やさしい医者」が「医学的に正しいことをしている医者」だと、患者さんに勘違いされてしまうこと**である。

「ニセ医学」を語る医者の中には「ニセ医学を実践する医者はすべて金儲けが目的だ」と主張する者がいる。ぼくはそうは思わない。ニセ医学を行う医者の中にも「水槽の外」が見えている者が、わずかながらいる。「標準治療でうまく治らなかった患者さんをなんとかしたい」という一心で、ニセ医学を推奨する医者もいる。

しかし、そういう医者の多くは、やさしいだけで、能力が伴っていない。**なんとか**

してアトピーを治したい患者さんと、実力の伴わない医者の善意が重なって、ますますアトピーを悪化させてしまう。

もう1つ、問題をややこしくしているのが、アトピーという病気の性質だ。**アトピーは、放っておいても快方に向かう「自然寛解」がみられる疾患**である。たまたま自然寛解に向かっているタイミングと、ニセ医学を提供されたタイミングが重なることによって、オリジナルの治療法に自信を深めてしまう医者がいる。

その偶然に自然寛解と時期が重なったオリジナルの治療法を、医者が科学的に検証することなく他の患者さんに行った場合、多くの患者さんのアトピーを悪化させてしまう可能性のほうが高い。

「医者の承認欲求」を満たすニセ医学

お金目当てでもやさしさからでもない理由で、ニセ医学を推し進める医者がいる。自分の承認欲求を満たしたいがためのニセ医学だ。医者が教祖のように振る舞い、患者さんは信者のようにニセ医学に従う。**まるで宗教のように見える医者と患者の関係性は、医者が己の承認欲求を満たしたいがためにニセ医学を実践した証でもある。**

「いやいや、医者になっただけで、もうじゅうぶん承認欲求は満たされてるんじゃないの?」と、そう考える方がいるかもしれない。たしかに、医者は世間的に認められやすい職業だし、病院の中ではトップの存在として扱われる。看護師や患者に怒鳴る医者もまだいる一方、医者に怒鳴る看護師というのは聞いたことがない。少なくとも病院という組織の中では、医者は承認欲求を満たされているはずではないかと思うだろう。

しかし「医者同士」となると話は別なのだ。医者としてキャリアを積めば自分より優秀な医者はごまんといることを知るし、上下関係も厳しい業界だ。特に、**大学の医局に属している医者は、理不尽な思いをすることがしばしばある。**無給医問題や女性差別など、最近ようやく大学病院における環境の理不尽さが表面化してきたものの、我慢ならずに医局を去る医者もまだまだ多い。

さらに**「教授になりたい」という野望をいだいて、それが叶わずに医局を去った**

人間の怨念は深い。学会の幹部が作成したガイドラインに真っ向から反対し、自分の承認欲求を満たすことに必死になっている医師がいることもたしかだ。

もし、あなたを診る医者とコミュニケーションを交わす中で、大学の医局や標準治療を憎んでいるような言動や雰囲気を感じたら、個人的な恨みが原動力となって間違った治療法に走っている可能性を思い出してほしい。医者の歪んだ承認欲求を満たすために、あなたの健康を犠牲にしてはいけない。

たとえば**「標準治療なんて知らなくていい」「大学にいる医者の言うことなど信じるな」など、現代医学の礎を否定する医者には要注意だ。**そういうことを言う彼らも含めたあらゆる医者が、大学で医学を学び、標準治療をイチから勉強しているのだ。「良いところもあり改善すべきところもある」というのが、「まともな大人の意見」だとぼくは思っている。全否定するということは「全否定しないと自分の気持ちを安定させることができない個人的な理由」があるのではないかと思われる。

それにしても、ニセ医学で名を上げている医者たちは、患者を苦しい目に遭わせて良心が痛まないのかと疑問に思う方もいるかもしれない。結論から言うと、ニセ医学に感謝する患者さんが一定数出てくるため、ニセ医学を実践する医者の良心の痛みは、承認欲求が満たされていく心地よさに覆い隠されていく。

先述した通り、アトピーは特別な治療をせずとも症状が落ち着く「自然寛解」がある病気だ。標準治療で快方に向かわずに、ニセ医療を施されたタイミングがたまたま自然寛解と重なった患者さんは、ニセ医療の熱狂的な信者になってしまう。

ニセ医療の多くはうまくいかず、目の前で患者さんを苦しめる。それでもニセ医療を継続できる医者の心は、**「他の医者が診たらもっと苦しむことになったはずだ」という盲信に支えられていることが多い。**歪んだ恨みを持ってニセ医学を実践する医者の承認欲求を正当化させるのが、アトピーの自然寛解なのだ。

「医学博士」という肩書きだけでは信用できない

医療情報を判断する上で、残念ながら「肩書き」は参考にならない。特に「医学博士」はピンからキリまでいると知っておいたほうがよい。

医学博士は普通、大学院を卒業し、論文を書かないともらえない資格である。たとえば京都大学では、国際誌に自分の研究論文が掲載され、さらに研究内容に関して審査員の教授陣の前で「学位審査」と呼ばれる質疑応答をくぐり抜けなければならない。

国際誌だから、研究内容はもちろん英語でまとめる必要があるし、大発見とはいかないまでも、意味のある発見が求められる。また、学位審査で質問してくる教授陣の多くはノーベル賞候補に名前があがる人物であり、実際にノーベル賞をとった先生もいる。

しかし、残念ながら、そこまで苦労しなくとも医学博士がとれることもある。日本語の論文でも許可している大学もあり、学位審査もそれほど厳しくないこともある。十分なトレーニングを受けずに、医学博士を取得できてしまう場合があるのだ。

「どこの大学で学位をとったか」ということは、通常、肩書きに書かない。そのため、**ノーベル賞級の発見をして取得した医学博士も、医学的にはあまり意味のない日本**

語の論文を書いて取得した医学博士も、患者さんからは同じ「医学博士」に見える。

したがって、医学博士が発信した医療情報だから信頼できるかというと、決してそんなわけではなく、自分自身が基準を持って判断しなければならない。

1つ、患者さんにできることを書いておく。信用に足る医学博士は、根拠のある医学情報をもとに患者さんに説明する。博士論文を書く際に、出典をつけることは常識として教わっているはずであるからだ。医者にとってはいじわるな質問にはなるが**「今の説明の根拠となる論文を教えていただけますか」**と言って、その場では無理でも、後日さっと教えてくれる医学博士は、きちんとトレーニングを受けていると考えてよい。

ただし「出典を教えろ」というのは、聞き方によっては「あなたのことは信用していない」と伝わる。**「自分でも少し勉強したいのですが……」**など枕詞をつけるほうがいいだろう。とても残念なことだが、出典を聞かれてもむっとしない医者が当たり前の時代にはまだなっていない。

第1章　間違ったアトピー治療法を見分ける方法

患者さんが触れるアトピー治療の情報は「正しい治療法」と同じくらい「間違った情報」が多い。そこで、まず間違った情報を「間違っている」と判断する方法をお伝えする。正しい治療法を先に知りたい方は、第４章から読んでいただいて構わない。

患者を食いものにする「アトピービジネス」

アトピー患者さんを対象とした悪徳な民間療法を、俗に「アトピービジネス」という。この言葉は、金沢大学皮膚科学教室の竹原和彦教授が提唱したものである。アトピービジネスに関しては、いくつか事件化しているので、紹介したい。

2005年4月8日

（事件に関しては次の記事を参照してほしい。
https://yomidr.yomiuri.co.jp/article/20050408-OYTEW5373/）

7日午後7時ごろ、大分県玖珠町の別荘で、アトピー性皮膚炎の食事療法を受けていた神戸市東灘区の無職女性（27）が死亡したと玖珠署に通報があった。女性は3月下旬から、福岡市で養生所を経営する男性（54）の指導を受けていたが、身長約160センチで約50キロあった体重が約2週間で約40キロまで減少。玖珠署は8日に司法解剖を実施したが、遺体に外傷などはなく、死因は

特定できなかった。

組織検査などによる特定には約１カ月かかる見込み。

玖珠署は別荘から診療カルテなどを押収。男性から事情を聴くなどして、食事療法と死亡に因果関係がなかったか慎重に調べている。

調べでは、女性は体質改善として、玄米やゴマ、野菜ジュースなどを食べていた。

数日前からふらつき始め、７日午後６時すぎに容体が悪化。

男性が病院に運んだが、すでに死亡していた。

女性とともに食事療法に参加していた大分県の50歳と福岡県の54歳の女性に、異常はないという。

アトピー性皮膚炎をめぐっては、科学的根拠の薄い食事療法などを使った民間療法が１９９０年代以降はんらん。

日本皮膚科学会は専門の委員会をつくり、ステロイド外用剤などの適正な使用を中心とした標準治療の重要性を訴えてきた。

現在も、食事療法を用いているアトピービジネスは多いが、食事療法がアトピーの治療に効果があるかどうかは、結論が出ていない。一部の食材はアトピーを悪化させるという報告もある。もちろん、その食材を食べなければアトピーが必ずよくなるという保証もない。

マスコミでは、食事療法が話題となることが多い。テレビや書店で「〇〇に効く食事」というような表現をよく見かけると思う。外来でも、患者さんから「病気がよくなる食事を教えてください」と聞かれることがよくある。

患者さんは当然、「自分ができることはなんでもやっておきたい」と強く思う。しかし、糖尿病のように食事がダイレクトに関連してくる病気もあるが、**アトピーのような皮膚病の場合、食事が関連していると証明されたものはほとんどない。**

だから、がんやアレルギーを専門とした標準治療を行う一般的な医者は、食事療法を重視しない。それはエビデンス、つまり医学的根拠が乏しいからであり、エビデンスがないものをすべての患者にすすめるのは、先の事例のような危険を伴うからである。

「糖質制限がアトピーに効く」は本当か？

ダイエットで注目を集める「糖質制限」は、アトピーやにきびなど皮膚疾患の民間療法でも行われることがある。しかし、ストイックな糖質制限は危険を伴う。ごく簡単に、その理由を説明する。

糖質を過剰に制限すると、エネルギーとして使う糖質がなくなっていく。すると人間の体は、脂肪などから**「ケトン体」**という物質を生成し、代替のエネルギー源として使用し始める。極度な糖質制限を行えばケトン体は多量に生成され**「ケトーシス」**という状態を引き起こす。ケトーシスは、吐き気や腹痛などの症状が出る。そして、ケトーシスがさらに進むと**「ケトアシドーシス」**という状態に入る。これは、意識障害や昏睡を引き起こし、緊急治療が必要となる危険な状態だ。

端的に言えば、**極端な糖質制限は、アトピーが治るどころか命の危険につながる可能性があるのだ**(※1)。だから、民間療法で糖質制限を行っている者が、ケトーシスについて知っているか、最低限どのくらいの糖質を摂取すればケトーシスを防げるか知っているかを、患者さんが確認しなければならない。食事を治療の一環として行うには、それなりの医学的知識が必要であり、健康被害が及ばない程度で行われなければならない。

また、特定の食材のとりすぎも良くない。たとえば糖質制限を行うときに、エネルギー源となる**タンパク質をとりすぎると、腎機能の低下につながる。**有効成分が食材に含まれている割合は微量であることが多く、大量に食べなければ効果は望めないのだ。そこで重要なのは、「食材には有効成分だけが含まれているわけではないから、別の成分も同時に摂取することになる」ということだ。

たとえば、「赤ワインの成分ポリフェノールが病気に効く」と聞いて、毎日大量の赤ワインを飲み続けたらどうなるか。ある研究報告では、赤ワイン100㎖に含まれるポリフェノールは250㎎から400㎎だ。「毎日262㎎以上のポリフェノールを摂取することが心疾患の予防と相関がある」という研究から計算すると、実際は赤ワインを毎日ボトル1本ほど飲まないと意味がない(※2)。**ポリフェノールの量だけを意識してワインを多量に飲めば、当然ながら肝臓への負担やアルコール中毒が懸念される。**

とはいえ「極端な食事療法は希望しないが、少しでも症状改善につながる食事があるならば知りたい」と思う患者さんの気持ちもよくわかる。そういう方のために、今わかっている食事とアトピーの関係については、第3章で詳しく解説する。

「アトピーに効く化粧品」は薬機法違反

「アトピーに効く化粧品」も、アトピービジネスでよくみられるものだ。まず、次の、東京都健康安全研究センターによる報告を見ていただきたい。

当センターで分析を行ったアメリカからの輸入化粧品「NOATOクリーム」から、プロピオン酸クロベタゾールが検出されました。

プロピオン酸クロベタゾールは、副腎皮質ホルモン剤（ステロイドホルモンの一種で医薬品成分であることから、この製品は薬事法（※編集部注・現在は薬機法に改正）違反となりました。

インターネットの口コミで「アトピーに効く」と評判を呼んでいたこのクリームは、ホームページ上の広告には「天然成分100%で、ステロイドは使用せず、副作用もない」と謳われ、表示には配合成分として化粧品原料だけが記載されていました。

しかし実際に使用したところ、効き目が強すぎたり、使用を中止すると以前より皮膚の状態が悪くなったというような健康被害情報がありました。

プロピオン酸クロベタゾールは、外用ステロイドホルモン製剤としての作用が最強（Strongest）の部類に分類されている成分で、医薬品として湿疹などの皮膚疾患に0・05%濃度のものが用いられます。

また、外用ステロイドホルモン製剤は、使用を急に中止すると、以前よりも皮膚の症状が増悪するリバウンドが見られるといった特徴があります。分析の結果、この製品中のプロピオン酸クロベタゾール含有量は0・049%で、医薬品と同様に作用すると考えられ、健康被害の一因がこの成分にあると推察されました。

東京都は、速やかに製造販売の中止や違反品の回収の指示を行いました。

「アトピーに効く化粧品」と謳った商品は、3〜5年に1回程度、事件になっている。まず前提として、**化粧品が特定の病気に効くということはない。**化粧品に含まれる成分は、効果が弱いものである必要があるからだ。

そして、**もし「アトピーに効く」と謳う化粧品に本当に効果があるとすれば、ステロイドが配合されていると考えてよい。**

右記の事件に関しては、ぼくが匿名でブログをやっていた時期とも重なるため、当時入ってきたリアルタイムの情報を覚えている。まず、ネット上で「アトピーに劇的に効く保湿剤」が噂になった。あまりに効果が出るため「ステロイドが入っているのではないか」と心配になった一部の消費者が東京都健康安全研究センターに成分検査を依頼し、結果としてステロイドが入っていることが判明したのだ。この時、何人かの皮膚科医に「このクリームがおかしい」と訴えた患者さんがいたようである。皮膚科医がすぐに同センターに報告したことで、東京都も「これはおかしい」と判断し検査が進んだとされている。

この事件で消費者がダマされたポイントの1つが、「アメリカから輸入した化粧品」という宣伝文句である。実はこのクリーム、アメリカから輸入したことはたしかであるのだが、もともとは**中国で販売されているステロイド外用剤をアメリカで詰め替えただけだった**ということがわかっている。

なぜ中国経由かというと、この時に使われた最強ランクのステロイド「プロピオン酸クロベタゾール」が、中国では簡単に安く手に入るためである。悪用を防ぐために詳細はあえて記載しないが、ぼくがインターネットで調べた結果、プロピオン酸クロベタゾール10gを6円で購入できることがわかった。NOATOクリームに関しては正確な値段は定かではないが、容器だけ詰め替えて5000円程度で売られていた。

そして、**この商品のインターネットでの口コミは、会社関係のいわゆる「サクラ」と呼ばれる人たちによって書かれていた**ことが判明している。

ステロイド外用剤については第4章で詳しく説明するが、効果も副作用もある薬であり、医者の指導と管理下で正しく使うことが重要である。不用意に怖がる必要はないが、だらだらと強いステロイドを使い続けるのは、よくない。

　つまりは、**「アトピーに効く化粧品」はまず薬機法違反の商品である、**と覚えておいていただきたい。疑わしい化粧品やクリームなどは、商品を持参のうえ、皮膚科医に相談するとよい。できれば厚生労働省への通報を併せて行うと、今後の他の患者さんの健康被害を防げる可能性がある。左記のＵＲＬとＱＲコードから、通報フォームにアクセスできる。

https://www.mhlw.go.jp/stf/seisakunitsuite/bunya/kenkou_iryou/iyakuhin/topics/tp131111-01_1.html

　読者への注意喚起として、これまでステロイド外用剤が検出された無承認無許可薬剤について、厚生労働省ＨＰの記述を転載する形で列挙しておく。同じパターンで、数年に１回の頻度で繰り返されていることがわかるだろう。

1. 製品名：皮炎霜
製造業者：中国合資上海日龍衛生材料製造有限公司
販売業者：アレルギー自然療法研究所コスモス
性状：クリーム状の外用剤
検出された医薬品成分：プロピオン酸クロベタゾール0・047%
（平成13年9月7日福岡県発表）

2. 製品名：桃源クリーム、桃源ローション
販売業者：漢宝堂
検出された医薬品成分：プロピオン酸クロベタゾール
（平成16年6月3日警視庁発表）

3. 製品名：エンジェルグレイス　モイスチャー・クリーム
製造販売業者：株式会社ヴェルシーナ
性状：クリーム状の外用剤
検出された医薬品成分：吉草酸ベタメタゾン0・008%

備考：当該製品のほかフェアリースキン、ピンモイスチャーについても自主回収の対象となった。
（平成20年3月3日山梨県発表）

4. 製品名：ゆずりん（保湿クリーム）
販売業者：有限会社ピュアライン
性状：クリーム状の外用剤
検出された医薬品成分：吉草酸ベタメタゾン0・12〜0・23mg／g
（平成20年3月11日福井県発表）

5. 製品名：NEW HERB CREAM
販売業者：CSDCC
※当該製品は、インターネットサイトを介して個人輸入されたもの
性状：クリーム状の外用剤
検出された医薬品成分：フルオシノニド0・44mg／g
（平成20年6月27日長崎県発表）

6. **製品名：HERB Lotion**

販売業者：CSDCC

※当該製品は、インターネットサイトを介して個人輸入されたもの

性状：外用剤（ローション）

検出された医薬品成分：フルオシノニド0・15mg／g

（平成20年6月27日長崎県発表）

7. **製品名：ATOPI CREAM**

販売業者：CSDCC

※当該製品は、インターネットサイトを介して個人輸入されたもの

性状：クリーム状の外用剤

検出された医薬品成分：プロピオン酸クロベタゾール0・48mg／g

ミコナゾール18・4mg／g

備考：本製品からは、抗真菌薬成分であるミコナゾールも検出されている。またWebサイトCSDCCが取り扱う製品については、平成20年6月27日にも医薬品の含有が報告されている。（平成21年5月12日北海道発表）

「相関関係」と「因果関係」の決定的な違い

さて、本章の趣旨である「ニセ医学にダマされないための知識」として、汎用性の高い1つの考え方がある。「相関関係」と「因果関係」は異なる、ということだ。

まずは次の文章を読んでみてほしい。

南米の一部の地域では、アトピー患者さんが少ないことが知られている。調査の結果、この地域の住民は、ある果物を食べていたことがわかった。その果実の成分を抽出したサプリを飲めば、アトピーは改善する。

「ある果物の成分を抽出したサプリ」がアトピーに良さそうだ、と感じてしまった人は要注意だ。では、次の文章は、どうだろうか？

宇都宮の地域ではアトピー患者さんが少ないことが知られる。調査の結果、この地域の住民は餃子という食べ物を他の地域に比べて多く食べていたことがわかった。餃子の成分を抽出したサプリを飲むことで、アトピーは改善する。

「おかしい」と気がついた人が多いはずだ。宇都宮の餃子とアトピーの関係は、趣旨をわかりやすくするための極端な作り話だが、注目していただきたいのは、**相関関係をあたかも因果関係であるかのように紹介されるとダマされやすい**という点だ。

相関関係というのは、「AとBとに関係がある」という意味である。
因果関係というのは、「Bの原因はAである」という意味である。

関係があることと、「原因と結果」であることは、まったく異なるものだ。

仮にどこかでこの餃子の文章を目にしたら「そんなのありえないでしょ」もしくは「そんなのたまたまでしょ」と思うだろう。しかし、これが「太古の昔、古代ギリシャから使われていた成分」などという謎めいた説明がついた瞬間に、相関関係を因果関係だと錯覚してしまう人が多い。巧妙なものになると、ぼくでも直感的には判断を間違いそうになるものがある。

「因果関係がないとは言い切れない情報」は医学ではない

さらに「相関関係」は、原因と結果が反対にして悪用されることがある。
まず、次の文章を読んでみていただきたい。

……………………

犬小屋の周辺には、犬がいる確率が高い。
近年、犬小屋は増加している。
つまり、犬の増加の原因は、犬小屋の増加にある。

……………………

犬が増えた結果、犬小屋が増えたと解釈するのが普通だろう。したがって、犬と犬小屋には相関関係があるが、因果関係が反対になっている。

「いや、犬小屋の質が改善されたから、犬を飼いたくなる人が増えて、結果として犬の飼育が増えたとも考えられるんじゃないか？」と思う人もいるかもしれない。それは、「犬を飼いたくなる心理」という、AでもなくBでもない「C」の要素が入ってくるので、AとBすなわち犬小屋と犬の直接の因果関係はないことになる。

こういう説明をすると「いろんな可能性を考えたら、因果関係がないとは言い切れないだろう」と反論する人が出てくる。可能性だけで言えば「祈りで病気は治る」ことだってありうる。しかし、それは医学ではなく宗教の世界である。医学は科学のルールの上に発展してきたものだ。医学の知識を使って治療する以上、医学の考え方やルールに従って議論を進める。別のルールを持ち出して議論することはまったく意味がない。

とにかく、相関関係と因果関係を混同した情報は、患者さんがダマされやすいものの1つだ。あやしいと感じた健康情報に触れたとき、**「それって、相関関係があるだけで、因果関係はないのでは？」**という視点を持っておくと、ダマされにくくなる。

「健康によさそうな○○」は悪用される

ぼくも、あなたも、人は直感でものごとを判断してしまいやすい。日常生活のすべての場面で論理的な判断を繰り返していくのは、難しい。

心理学者のキース・スタノビッチとリチャード・ウェストは、２０００年に、２つの人間の思考モードに名前をつけた。「速い思考」としての「システム１」と「遅い思考」としての「システム２」だ。

たとえば、怒っている女性の顔写真を見れば、瞬時に怒っていると判断できる。これは考える間もなく判断できるシステム１での思考。一方、17×24のように、しばらく考えなければ回答が出ないようなものに対しては、システム２でじっくりと思考する。この速い思考であるシステム１が、しばしば私たちの正しい判断を狂わせる。そして、それをよく理解している人間が悪用するのだ。医学以外の例をあげてみよう。

ぼくが留学先で住んでいたスイスでは、スリ被害に遭った友人の話をよく聞いた。彼らの話によると、スリ集団の1人はスーツを着ていて、一見、真摯なビジネスマンに見える。電車の中で、スーツを着たスリ集団の男が旅行客に声をかける。

「お荷物を棚の上にあげましょうか？」

「ああ、どうもありがとうございます」

「やさしい紳士だな」と気をとられているうちに、後ろからスリの仲間がやってきて財布を盗まれる。そのスリ集団は「スリっぽい格好」ではなく、信用されやすいスーツ姿を逆手にとってスリを成功させるのである。

同じように「健康に良さそうな食べ物」というのも、たいていの場合根拠がないものが多い。たとえば、有名なものに**「しいたけ皮膚炎」**がある。「生しいたけが健康に良い」とテレビ放送された翌日、しいたけ皮膚炎となった多くの患者さんが皮膚科を受診した。原因物質は特定されていないが、しいたけの成分で皮膚のかゆみが起こることが知られている。このように、テレビで宣伝していた食材を食べ過ぎて、健康被害が起きてしまうこともある。健康情報というのは、「なんとなく良さそう」という直感で選んでしまうと命に関わる。だからこそ、情報の受け手が「防具」を身につける意味で、患者さん側にも最低限の知識が必要になる。

悪用されやすい「4つのバイアス」と心理作用

間違った健康情報にダマされないためには、「バイアス」という概念を知っておいたほうがいい。バイアスとは、「先入観」や「偏り」を意味する言葉だ。

たとえば、健康をテーマにしたテレビ番組中で、数人を対象にした実験が行われることがある。「5人中5人にサプリメントの効果が見られた」という実験結果を、そのまま信じてしまう人も多い。

しかし、よく考えてみるとわかるはずだ。「たまたま5人に効いた」可能性は否定できない。うがった見方ではあるが、そのテレビ番組では10人くらい調査して、うまくいった5人だけのデータを使っているのかもしれない。疑い始めると、この手の「実験結果」と言われるものは、恐ろしいほど信用ならない。

このような**調査人数が少ない、データに偏りがあるものを「選択バイアス」と呼ぶ**。信頼性の高いデータを得るための実験や研究は、この選択バイアスが入らないよう、統計の専門家と共同して十分なサンプル数が確保できるように設計されている。**「サプリメントが効いたという知人の話」**なども、選択バイアスの一種だ。珍しい効果や現象は記憶に残りやすいし、情報としても伝わりやすい。

選択バイアスを除くために、統計の専門家は、比較対象（サンプル）となる人が、年齢、性別、症状の強さなどが均等になるようにしながらランダムに振り分ける。サンプル数が数人ではバラつきが出ると想像できるだろう。大雑把な判定の仕方としては、信頼性の高いデータは、**少なくとも１００人単位で比較されている必要がある**だろう。

また、**「良い情報だけが世の中に公表されやすい」という偏りを「出版バイアス」と呼ぶ**。医学論文の場合でも、効果があった治療法は報告されるが、効果のなかった治療法は日の目を見ることはない。「効かなかったことが、わざわざ報告されることは少ない」ということも、知っておいたほうがよい。出版バイアスに惑わされないためには、93ページから紹介する「エビデンスレベル」を参考にしてほしい。**経験談はエビデンスにはならないし、症例報告はエビデンスレベルが低い。**エビデンスレベルで医療情報を判断できるようになると、間違った情報にダマされにくくなる。

また、**「交絡《こうらく》バイアス」**と呼ばれるものもある。交絡とはconfounding（混乱する）の訳であり、原因と結果に影響を与える第3要因を交絡因子という。たとえば、次のように宣伝する民間療法の間違いを指摘することができるだろうか？

顔にシミが多い人ほど、血圧が高いというデータがあります。高血圧にならないために、今すぐシミの治療をしましょう。

一般的に、顔のシミは年齢とともに増加していく。そして血圧も同じく年齢とともに高くなりやすい。しかし、シミと血圧には直接の関係はない。ここでは「年齢」という交絡因子が、原因と結果に影響を与えてしまう第3の要因となっている。年齢は誰でも思いつく交絡因子ではあるが、複雑なものもある。交絡因子はよほど注意しないと専門家でも見落とすことがあるため、十分に気をつけなければならない。

行動経済学の分野でも、バイアスについて詳しく研究されている。用語を覚える必要はないが、アトピーの間違った民間療法にダマされないための知識として有効なものを、いくつかピックアップしておく。

「サンクコストバイアス」というものがある。これは、「これまでやってきた分の損をしたくない」という考え方の癖である。高額な民間療法を始めて、効果が出ないままずるずると続けてしまうと、**「せっかくここまでたくさんお金を払ってきたのだから」「せっかくここまで頑張ってきたのだから」**と思いがちであり、やめにくい。

薬の副作用ばかり気になってしまい、治る可能性が高い治療法を選べない心理を**「損失回避」**という。ワクチン接種に関しては、損失回避の心理が働いてしまうことが多い。**病気をしていない状態では、ワクチンの効果よりも、ワクチン接種による副作用を過剰に心配してしまう。「もしかしたらこのまま病気にならないかもしれな**

い」という気持ちも働く。

飛行機に乗るとき「なんとなく怖いな」と思ってしまうのは、テレビで飛行機事故の悲惨な映像を見た記憶によるものが大きい。頻度で言えば、飛行機より車のほうがよっぽど危ない。この、記憶に残っている出来事から判断してしまうことを**「利用可能性ヒューリスティック」**と呼ぶ。

テレビなどのメディアで、たとえば「ステロイドの副作用の被害にあった人たち」と紹介されたショッキングな映像を見ると、その副作用が本当にステロイドの副作用であったのか、頻度はどれくらいか、冷静に判断することなく怖がってしまうことがある。これが利用可能性ヒューリスティックの悪影響だ。

心理学や行動経済学に精通している民間業者は、これらの人間の考え方の癖を悪用して、相手を思い通りに動かすこともできる。**発信者がどういう意図でその情報を発信しているのか、立ち止まって考える癖をつけたい。**

ステロイド外用剤に「医者と製薬会社の癒着」はない

「皮膚科医がステロイド外用剤を熱心に処方するのは、製薬会社からお金をもらっているからだ」という陰謀論を、インターネットで見かけることがある。

残念ながら、大昔は医者と製薬会社の癒着があったようだ。製薬会社の担当者から豪華な接待を受けることもあったらしい。ぼくが医者になった2003年にはほとんどなくなっていて、過剰な接待をぼく自身は経験したことがない。医者の年齢が若くなればなるほど、製薬会社からの接待を受けた経験は少ないと思う。

それとは別に、医者と製薬会社が癒着した事件もある。医者の不正と言えば「ディオバン事件」が有名だ。ディオバン事件とは、高血圧治療薬ディオバン（一般名バルサルタン）に関わる5つの臨床研究論文不正事件のことだ。その中でも2009年に論文化された京都ハート研究（KHS）は、製薬会社元社員が2014年6月に論文作成に不正に関与したことで、薬事法違反疑いで逮捕され、裁判となった（日本医師会ホームページより）。

つまり、**製薬会社に有利な研究データを不正に作成し、薬の売上に貢献した事件**だ。この研究に関わった医者は、製薬会社より多くの講演料と研究費を受け取っていたことが明らかになっている。これは当然、癒着であるし、犯罪である。

では、ステロイドで同じようなことが現在起きているか。結論は、**ステロイドにおいて、患者が不利益を被るような医者と製薬会社の癒着は、まったくない**。

ステロイド外用剤に関しては、すでに多くの論文が世界中で発表されている。間違った論文があったとしても、すぐに反論されるために、「正しい事実」しか残っていない。今から製薬会社に有利なデータを不正に作成しても、おそらくまともな専門誌には掲載されないだろう。医学雑誌に掲載されるための専門家の厳しいチェックをくぐり抜けることは、多くの知見が集積しているステロイドでは難しいのだ。

では、医者が、製薬会社から研究費や講演料などをもらうことはどうか。事実、ぼくの研究グループも、製薬会社から研究費をもらっている。しかし、今の時代、製薬会社から研究費をもらっただけで「癒着だ」と言われてしまう危険性があるため、研究費を出す製薬会社も、厳しいルールを作成している。

その1つが、**「自社の薬剤を使用した研究に対しては研究費を出さない」**というものだ。不正とはいかないまでも忖度《そんたく》したデータを医者が報告してしまうことがないよう、「その製薬会社とはまったく関係のないテーマでしか研究費は出しません」とルールを決めているところが多い。

次に「製薬会社が主催する医者の講演料」に関してはどうだろうか？ ぼくも、製薬会社からの講演依頼をよくいただく。ぼくは、対価である講演料はいただいている。ほとんどすべての製薬会社の講演依頼を受けたことがある。

ただ、これについても製薬会社は自ら厳しいルールを敷いている。事前に講演で使用するスライドをチェックし、問題があれば修正依頼が来る。問題というのは、出所となる事実がわからない「妄想」が含まれていないか、ライバル製薬会社の否定につながるような表現は入っていないかなど、実に細部にわたっている。医学的に大事でとても伝えたいことであっても、製薬会社のチェックで弾かれてしまうことがある。

本来、こういう製薬会社が主催する講演会は、医者同士の勉強のために行われる。ある分野の専門家である医者が基礎的なことを解説し、聞き手となる医者が病気についての知識を深め、正しく薬剤を使うために開催されるものだ。しかし、現在はルールが厳しくなりすぎて、講師が伝えたいことを伝えられないところまで制限がかかり始めている。それはつまり、講演を聞く医者側が、十分な学習をできないということだ。

そして、医療研究自体が窮屈になってきていると感じる。先述の「ディオバン事件」後、再発防止のために制定された臨床研究法はとても厳密なもので、ぼくら臨床研究を行う医者の書類事務を激増させた。研究そのものの時間より、書類を準備している時間のほうが長くなる現象すら起きている。そうなると、忙しい医者は書類が重荷となり、臨床研究を行わなくなる可能性が高い。

もちろん、ディオバン事件を起こした医者がいけないのだが、**なんでもかんでも製薬会社と医者の癒着だ、陰謀論だと騒いでしまうと、日本の医療の発展が遅れてい**

くことは間違いない。

事実、**陰謀論を唱えている人が陰謀論を叫ぶ理由をたどっていくと、実はその人が何らかの商品を売っていることが多い。**たとえば独自の治療法の紹介や、患者集めを狙うクリニックにつながる。陰謀論を唱える人が、実は自分たちの利益のために陰謀を企てている。現代医学を「陰謀だ」と唱えることで、自分たちの利益に誘導しようとする陰謀がある。

医療に関する陰謀論を目にすることがあったら、陰謀論を唱えている人に陰謀がないのかを疑ってみてほしい。

患者さんに求めること

繰り返すが、医療とは、医者と患者が協力して行うものであるとぼくは思っている。だから、その共同作業を放棄する患者さんやご家族の方に会うと、正直、つらい。

「よくならないのは医者のせいだ」

そういう態度で、診察室で医者をにらみつける患者さんにしばしば遭遇する。病気が良くならないとき、患者さんが一番つらいと思うが、医者もつらいものだ。ぼくは今でこそ患者さんのせいにしないようにしているが、若いときはそれができなかった。医者としての信用を得るために、保身に走る説明をしてしまったこともある。

「あなたは、ぼくが言ったとおりに薬を塗りましたか？」

そういうような聞き方だ。

すると、患者さんから同じような言葉を返されることもある。

「先生の言われたとおりやったんですけど、よくなりませんでした」

そんな、**病気がよくならない責任を押し付け合うような関係性では、アトピーのような慢性の病気を一緒に治療していくことは難しい。**

今は「正直なところ、どれくらい薬を塗ってましたか？」と聞くことが多い。信頼関係ができつつある患者さんには「どれくらいサボりましたか？」と冗談めかしてダイレクトに聞くこともある。患者さんを責めているわけではないし、責めていないと伝わるように注意深く聞く。

このように聞くのは、正確な情報を入手して、次の有効な一手を患者さんと一緒に考えたいからである。どちらが悪いのでもなく、お互いに正確な情報を共有して、どうすれば良くなるか、いまの状態の何が問題なのか考えていくことが大事だと思う。

急いでいて「薬だけもらいに」皮膚科に行く人へ

患者さんが治療に無関心というのも困る。

「薬だけ処方してくれればいいんです」という患者さんは少なくない。医者と一緒に病気を治す気持ちがないことが伝わってくるので、ぼくとしては対応が難しい。

患者さんの日常生活や体の状態のことは、教えてもらわなければ医者はわからない。診察に入って椅子に座っただけで、家での様子までわかる超能力者ではない。仕事や学校で急いでいるときは誰にでもある。そういうときはやむを得ない。ただ、どこかで、医者と一緒に治療法を考え、アトピーを良くしていくための時間を作ってほしい。

副作用に関しても、薬をただもらいにくる患者さんではみつけにくい。

「今日は急いでいるので、詳しい説明と相談は次回の診察のときにお願いします」

などひと言だけで構わないと思う。医者だけ前のめりにアトピーを治そうと思っていても、なかなか治療は前には進まないものだ。

医者と知識で張り合おうとする人

患者さんの中には知識で張り合ってくる方もいる。「知っていること」は良いことだが、「医者と張り合う」ようだと診察は難しくなる。そういう患者さんからは「俺のほうが頭がいいし、詳しいんだから」という態度を感じることがある。

ぼくは、どちらが頭が良いかなどまったく気にしない。そりゃ患者さんのほうが知っていることもあるだろうし、医学に関してはぼくのほうが知識は多いのが普通だ。医者と患者は対立関係ではない。**お互いが協力して病気と向き合うために、わざわざ医者にマウンティングをしかけてくる必要などまったくないし、その時間は無駄である。**

ここまではコミュニケーションの問題だが、コミュニケーション・エラーだけでは片付けられないこともある。

子どもへの「医療ネグレクト」は命に関わる

残念ながら、アトピーを持つお子さんに適切な治療を受けさせない「医療ネグレクト」と呼ばれる保護者がいる。アトピーが悪化し、**全身血だらけの状態で病院を受診するお子さんがいる**のだ。病院を受診してくれるなら、まだいいほうだ。病院にも行かず自宅で放置していたり、さらには、**自分のお子さんのひどい状態の皮膚をSNS**

にアップし、承認欲求を満たす材料にしている保護者もいる。

ぼくは、標準治療に何らかの不信感を持った結果、ニセ医学に走ってしまう患者さんには、とても申し訳ない気持ちになるし、なんとかできないかと真剣に考えている。しかし、明らかに虐待と捉えられるケースに関しては、厳しく対応すべきだ。

本書では、虐待の背景にある社会問題などには触れないが、子どもの虐待に関してはコミュニケーション・エラーだとか悠長なことは言っていられない。1回の判断を誤れば、その子は命を失ってしまうかもしれない。病院を受診した1回のタイミングで子どもを救える可能性もある。

実際、アトピーの治療をせず放置した結果、成長障害をきたしたお子さんがいる。皮膚からの感染で、命に関わるレベルまで重症化した子もいる。子どものうちから白内障になり、目が不自由になってしまったお子さんもいる。アトピーのお子さんに対する医療ネグレクトは学会ではいくつか報告されており、児童相談所へ通報したケースも見受けられる。

テレビの「誤情報」を見分ける方法

外来で患者さんから聞くことが多いのが、この言葉だ。

「テレビで医者がこんなことを言ってました」

テレビの情報は、今も患者さんにとって影響力が大きい。テレビで聞いたからという理由だけで、全部信じてしまう方もいる。しかし2019年現在、**「医者がテレビで言っていたこと」は、残念ながら間違っている場合のほうが多い。**

では、テレビの医療情報はどう判断したらいいのか。それを知るためには、まず、医者がテレビに出る方法について知っておいたほうが理解が早い。

ぼくも何度かテレビに出たことがある。ワイドショーやバラエティー番組を含め、定期的に出演依頼をいただく。テレビ局から声がかかる期間は、ぼくの「ある活動」と深く関わっている。**インターネットで発信しているかどうか**、である。しかし、ぼくがインターネットで発信を続けた理由は、**インターネットの医学情報にあまりにも間違いが多いから**だ。

10数年前、アトピーに関するブログを続けていたときも、テレビや新聞社からコンスタントに取材依頼があった。しかし、ブログを閉じてからパタッと依頼が止んだ。そして、ネットで医療情報を発信している今、定期的にマスメディアから連絡が来る。

取材を受けてみると、取材する側の知識レベルと態度がわかる。10数年前は、医療情報に精通した記者と出会うことはほとんどなかった。少なくとも、全体の中での比率は低かったように思う。最近は医療情報に詳しい記者が増えた印象がある。こちらが専門的な知識の説明をすれば、話が通じることも多い。

さらに、「ネットで発信しているかどうか」を超えて、「医者であれば誰でも良い」というスタンスで取材依頼をするメディア関係者もいる。そういう人が作るＴＶ番組や記事は、**「正しい情報かどうか」より「目立って面白いかどうか」**を重視していると感じる。間違った医療情報を流すことで多くの健康被害が出てしまう可能性を、想像できていないのだろう。

たとえ悪意がなかったとしても、高度な専門知識が要求される医療のテーマで、正しい医療情報を提供するのは難しい。

取材協力する医者が、悪意を持って「専門的に高度な嘘」をつけば、多くの人を完全にダマすことができるだろう。

インターネットの発信以外にも、**芸能事務所に所属している医者**はテレビから声がかかることが多い。この場合、専門としている内容の解説が有意義かということより、その医者の「キャラクターが面白いこと」がテレビ関係者から評価されている。テレビでウケるために、「盛った医療情報」を提供する医者もいる。視聴者としての患者さんは、「医者のキャラクターが面白いこと」と「話している医療情報が正しいかどうか」を、別の問題として考えなければいけない。

書店に並ぶ「一般医学書」の大半は「ニセ医学」

書店には、患者さん向けの医学関連の本がたくさん並んでいる。残念ながら、そして腹立たしいことに、一般の健康・病気のコーナーに置いてある本のほとんどが「ニセ医学」である。どうしてこんなことになってしまったのか。

まず、ぼくたち医者が、一般向けに本を書く機会はほぼない。ぼくがこの本を書く機会を得たのは、自らネットで医療情報を発信し、それを見ていた編集者から共感できる依頼があったからだ。

そして、ぼくたち医者は、一般向けに本を書く「時間」がほとんどない。普段の診療などで忙殺された上に、学会発表の準備や研究、論文や教科書、研究費の申請書や報告書などの文書作成が日々山ほどあるため、よっぽどの熱意を持って時間を確保しない限り、一般医学書を書いている余裕がない。

さらに、一般医学書を書いて自分の知名度が上がったところで、病院勤務の医師にとってメリットはほとんどない。名医として知られ、患者さんが増えたところで、給料が上がることもない。ぼくは、医者としての仕事と同じくらい「文章を書くこと」が好きだったので、こうして本を書いているが、「正しい医療情報を伝えたい」という思いだけで行動するにはハードルが高い。

ニセ医学の一般医学書を書いている医者の多くが、フリー、もしくは自ら病院経営していることが多い。それは、**本を書くことで自らの知名度が上がることと、本業の売上が連動しているため**である。そして、ニセ医学を宣伝として使っている医師の多くが、保険では賄えない自費診療を取り入れている。つまり、**儲かる商品とヒモ付けてニセ医学を発信しているケースが多い**のだ。

ちなみに、ネット上には「反医療」の立場をとる人が多い。Amazonなどの書籍レビューは反医療の人が率先して書き込む傾向があるため、**まともな医療本に低評価が付き、ニセ医学の本に高評価がつくことが多い**。医療を否定するような辛辣なレビューを見つけたときは、そのレビュアーが過去に書いたレビューを見て、同じような反医療的なコメントをしていないかどうか、確認したほうがいい。

「名医」の称号は、金で買える

もう1つ、患者さんが目にしやすい情報に「週刊誌」がある。病院やクリニックの待合室には、今も週刊誌が置いてあることが多い。週刊誌に紹介されている「名医」は、本当に名医なのだろうか？

実は、名医という称号はお金で買える。金額の多寡はあれど、**おおよそ２００万円前後支払えば、１、２ページにわたって週刊誌で宣伝してもらうことができる。**有名人との対談やインタビュー形式であることも多い。

知り合いの開業医のもとにも「あなたのクリニックを取材させてください」という連絡がよく来るという。そして、そのほとんどが「有料」だ。**取材を受ける医者が出版社から原稿料をもらうのではなく、医者の側が金を払うのだ。**お金さえ払えば、「名医」として取り上げてもらうことができる。これを知っておけば、週刊誌に掲載されている情報を鵜呑みにするリスクを減らすことができる。

あなたの主治医は「その情報は間違いだ」と言ってくれるか？

あやしい情報を「あやしい」と疑うことができても、じゃあ本当に正しい医学情報にどうやってアプローチすればいいのだろうか。

医療情報は専門性が高い。ぼくの専門は皮膚科であり免疫なので、アレルギーやがんについての基礎的な部分はかなり深いところまで理解している。しかし、たとえば脳腫瘍の治療についての情報が正しいかどうか判断してくれと求められた場合、きちんと答えられるかというと、正直自信がない。現在の医学は専門が細分化されており、少し分野が違うだけでまったくわからない場合も出てくる。

医者が、自分で判断できない専門外の情報をどう処理しているかといえば、専門家に聞くのである。大学病院などであれば、病院内で専門としている医者に問い合わせる。いわゆるコンサルテーションを行う。医者ですらそうなのだ。

ということは、患者さんがとる行動も同じである。あなたにとっていちばん身近な専門家に確認したら良い。つまり「主治医」に相談すればいいのだ。

テレビや雑誌、インターネットで得た知識を、主治医に確認する。たいていの医者は「その情報は正しい」とか「間違っている」とか、ときには「一般的には正しいが、あなたには当てはまらない」という答えかもしれない。**「あなたに当てはまるかどうか」までを判断し、情報を吟味してくれるのが主治医**である。

ただし、もちろん、その主治医がエビデンスレベルの高い情報をしっかり把握していることが大前提だ。それを確かめるためにも、あなたが得た情報の信ぴょう性は、まずあなたの主治医に聞いてみるのがいい。

情報を見極める防具としての「エビデンス」の話

「エビデンス」という言葉がある。本書のタイトルにも使っているし、最近メディアでもよく聞くようになった。エビデンスは「証拠」や「根拠」という意味である。医者ならば「この治療法にはエビデンスがある」というような言い方で用いる言葉だ。

エビデンスとは何のためにあるのか？　**医療におけるエビデンスとは「研究結果」であり「論文報告」のことを指す。**たとえば、ある病気に対して新薬の効果が確認できたとする論文があれば、その論文が新薬のエビデンスとなる。

では、友人や親戚がすすめてきたサプリメントで「アトピーが治った人がいる」という話はエビデンスとなるのか？

ここでエビデンスには「質」がある、ということを覚えておいていただきたい。

（注：一般の方向けにシステマティックレビューにおけるエビデンスの質と、診療ガイドラインにおけるエビデンスの質の定義を分けることはせずに説明する）

「エビデンスレベルが高い」とは、「確実に正しい可能性が高い」という意味だ。
「エビデンスレベルが低い」とは、「確実に正しい可能性が低い」という意味だ。

端的に言うと**「その情報がどの程度信用できるか」を測る指標がエビデンス**である。

たとえば、知り合いに勧められたサプリメントについて調べたら、「そのサプリメントでアトピーが治った人」が論文として報告されていたとする。このサプリメントは、アトピーに対してエビデンスがあると言える。

ただし、これは「１人だけ」の報告であって、「その他の多くの人」に当てはまるかどうかはわからないため、「エビデンスレベルは低い」と言える。序章で述べたように、アトピーが自然寛解した（自然に良くなった）タイミングと、サプリメントを使ったタイミングがたまたま重なっただけかもしれない。１人だけの経験を鵜呑みにして万人に当てはめるのは、過大評価ということになる。

一方、アトピーの患者さん２０００人を１０００人ずつランダムに分け、１０００人には新薬を試し、残りの１０００人には成分が入ってない新薬と同じ見た目のものを試して新薬側に効果が確認された場合、「エビデンスレベルが高いデータ」と言える。このランダムに群を分けて治療効果を確かめる方法を**「ランダム化比較試験」（ＲＣＴ）**

という。ＲＣＴが行われた研究結果はエビデンスレベルの高いものとして扱われる。一般的に、信頼度の高い研究では数百人規模の患者さんで研究が行われる。

「プラシーボ効果」がニセ医学に利用されるメカニズム

ちなみに、このランダム化比較試験で有効成分が入っていない群の人たちには、新薬に見た目がそっくりのニセの薬が処方される。このニセの薬を飲んだ人たちにも、ある程度の治療効果を発揮することがある。

この「ニセ物でも効いてしまう効果」を**プラシーボ（プラセボ）効果**と呼ぶ。人間の病気は、暗示だけでもある程度よくなってしまうことがあるのだ。**ニセ医学が一定の効果を発揮するのは、病気の自然寛解の他に、このプラシーボ効果によるものが大きい。**

プラシーボ効果については、１６２ページから詳しく解説する。

「メタ解析」と「システマティックレビュー」は信頼度が高い

では、「エビデンスレベルが高い」と言えるのはどんなものなのか？

まず、**メタ解析（メタアナリシス）**という解析方法がある。これは、複数の研究を集めて、それらを総合して判定する研究手法である。当然、１つの研究発表よりエビデンスレベルは高い。先ほどの**ランダム化比較試験（ＲＣＴ）を複数集めたメタ解析となれば、最も質の高いエビデンスレベル**と言える。

そのほか、メタ解析とほぼ同義で使われる**システマティックレビュー**というものがある。厳密には違うものとされているが、一般の方は、同じようにエビデンスレベルの高いものだと考えていただいて構わない。

ちなみに、システマティックレビューで有名なものに、**コクランレビュー**がある。コクランとは正式名コクラン共同計画といい、イギリスの国民健康サービス（ＮＨＳ）による医療政策をさす。コクランが公開しているレビューがコクランレビューであり、英語であるが一般の人がネット上で誰でも読むことができる。

「試験管」や「動物実験」による研究結果は信頼度が低い

そのほかの研究報告に関しても、簡単に触れておこう。

まず、試験管の中で、がん細胞を殺すことができる果物の成分を発見したとしよう。この研究報告のエビデンスレベルは高いか？　低いか？

試験管の中の出来事が、体の中でまったく同じように起きるかどうかはわからない。したがって、**試験管の中だけで行われた研究報告は人間の病気に当てはめると「エビデンスレベルは低い」**ということになる。そもそも、試験管の中に加えた有効成分の濃度が、血液の中で同じ濃度維持できるのかどうかもわからない。もしかしたら、効果が出るくらい濃度を濃くすると、人間の体に害を与えてしまうかもしれないのだ。

また、動物実験による研究もある。動物実験は、ほとんどの場合ねずみ（マウス）で行われる。ねずみと人間の体は大きく異なるし、免疫のシステムも違う。人間にはあってねずみにないタンパク質もあれば、ねずみにしかない細胞が皮膚に存在することも知られている。ねずみに効いた有効成分が、人に効く保証はまったくない。したがって、**「ねずみのアトピーが治った」というサプリメントなどの研究報告は、エビデンスレベルが低い**と言える。

このようにエビデンスと言っても、低いものから高いものまでたくさんある。それを一緒くたに話を進めてしまうと誤解が生じる。**テレビや本、雑誌で紹介されている「○○に効く食べ物」のほとんどは、試験管や動物実験レベルで証明されたエビデンスレベルが低いものと考えて良い。**

むしろ、試験管レベルや動物実験での結果は一番エビデンスレベルが低いものだ。その次に低いものに、「症例報告」と呼ばれる、１人の患者さんだけに効いたような論文が該当する。エビデンスレベルの高い、最も信頼できる情報は、ランダム化比較試験（ＲＣＴ）であり、ＲＣＴを複数まとめて解析したメタ解析だ。

「専門家の意見」は最もエビデンスが低い

最後に、専門家の意見はエキスパート・オピニオンと言って、エビデンスがとても低いものとして扱われる。**テレビや雑誌で、個人的な経験から語る医療情報は、話半分として聞いてよいくらいだ。**

では、なぜ専門家に意見を聞くのかといえば、専門家であればエビデンスレベルの高い医療情報を知っている可能性が高いからである。

「だれが、どこで言ったものか」を判断基準にすると間違うことがある。「医者が書いた本」「専門家がテレビで言っていたこと」などは、それだけでエビデンスのレベルを判断できないのだ。

左の図は、アトピーを含めた医学情報のエビデンスレベルの高さを示している。研究結果そのものに当たることは大変なことであるが、情報の信頼性を判断する際の基準として、ぜひ覚えておいていただきたい。

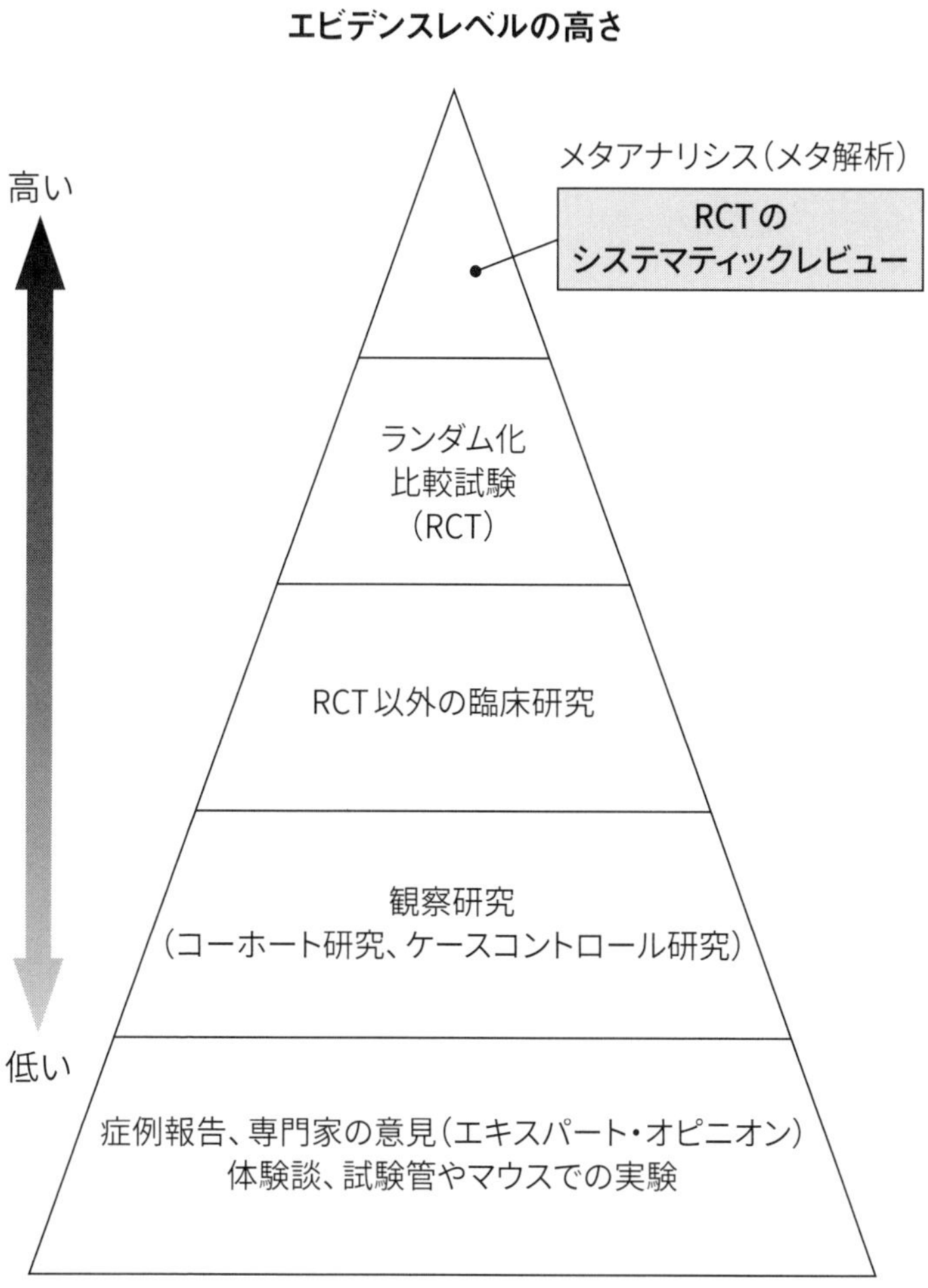
エビデンスレベルの高さ
高い
低い
メタアナリシス（メタ解析）
RCTの
システマティックレビュー
ランダム化
比較試験
（RCT）
RCT以外の臨床研究
観察研究
（コーホート研究、ケースコントロール研究）
症例報告、専門家の意見（エキスパート・オピニオン）
体験談、試験管やマウスでの実験

第2章　誰も教えてくれなかった「アトピーの正体」

「アトピー」は、その病名が「奇妙な」という意味のギリシャ語atopiaに由来しているほど正体がわかりにくく、実は「アトピーだ」と診断することすら難しい場合もある。この章では、人がアトピーになるしくみを最低限の知識で伝えていく。

「診断」が違えば「治療法」は異なる

一般に、患者さんが知りたいのは「治るかどうか」、つまり治療法だろう。しかし、つい忘れがちだが、治療をするためには診断が必要であり、診断が違えば治療法も違う。アトピーでも、治療には正確な診断が不可欠だ。

たとえば、**菌状息肉症**《きんじょうそくにくしょう》という皮膚の病気がある。白血球の一部であるリンパ球が皮膚で活性化し、増殖する病気であり、皮膚がんの一種だ。この皮膚病は、最初に皮膚に湿疹のような変化が出る。そして、何年か経過すると皮膚にできものができ、潰瘍（傷のようなもの）となる。進行すれば命に関わる病気だ。

この**菌状息肉症は、初期の皮膚の状態がアトピー性皮膚炎によく似ている。**皮膚科専門医であれば、菌状息肉症についてはよく理解している。たとえアトピーに似ていたとしても、アトピーとの違いに気づき、追加の検査で確定診断することができる。民間療法では、この病気を区別することができるかどうか、大きな疑問が残る。

絶対に「自己診断」してはいけない

アトピーだと自己判断し民間療法のみで治療を始めた人が、もし菌状息肉症だったら大変なことになる。菌状息肉症には菌状息肉症の治療がある。菌状息肉症のほかにも、アトピーに似た皮膚病はいくつもある。たとえば菌状息肉症と同じ皮膚のリンパ腫である**セザリー症候群**も、症状の見た目はアトピーにそっくりだ(※3)。

人体や病気についての「素人」である民間療法に頼るのは、これから乗る飛行機の整備を「日曜大工が得意だ」と豪語する父親にお願いするくらい危険なことだ。病気に対する治療は命に関わるということを、ぜひ理解してもらいたい。

アトピーは「命に関わる病気」を引き起こす

アトピーはきちんと治したほうが良いという理由についても述べておきたい。

アトピーを「死なない病気」だと思っている人は多い。しかし、脅したいわけではなく、実際に、アトピーは命に関わる病気を引き起こす可能性がある、との報告が続いている。2019年のシステマティックレビュー（=質の高い研究論文を集めて評価した、最も信頼できる総説）では、**アトピーが重症化するほど、狭心症や心筋梗塞などの心血管疾患が増加する**ことが報告された(※4)。つまり、重症のアトピー患者さんは、命に関わる病気を合併する可能性が高い。

ただし、このシステマティックレビューは、アトピーの重症度と心血管疾患の相関はあると結論づけているが、因果関係については十分検証されていない。つまり、「アトピーが原因で心血管疾患が増加するかどうか」は不明だ。

また、アトピー患者と自殺の問題も指摘されている。15の臨床研究4777万7767人を集めたメタ解析の論文が2018年に発表された。この研究では、アトピー患者さんで「希死念慮」（=死にたいと思う気持ち）がある人は、一般の人と比べて44%増加していることがわかった。さらに、リストカットや薬物の大量服薬などの「自殺企図」は36%増加する(※5)。4万6857人の小児アトピー患者さんを集めた解析によれば、小児のうつ病とアトピーが関連していた(※6)。

このように、重度のアトピーは、心も体も殺してしまう。「アトピーでは死なない」なんて考えてはいけない。死にたいくらいアトピーで苦しんでいる人たちが、世の中にはたくさんいる。

アトピーを引き起こす「3つの原因」

アトピー患者は日本で約51万人いるとされている。全世界では2億3000万人いるらしい。「らしい」と表現するのは、正確なデータをとっていない国も世界中には存在するからである。アトピーの原因については、近年、急激に研究が進んでいるので、ここからは、2019年現在わかっているアトピーの病態について解説したい。

アトピーは、①乾燥肌（ドライスキン）、②免疫システムの異常、③かゆみの3つが絡み合って、発症したり悪化したりすると考えられている（※7、8）。

本章では、アトピーを引き起こす3つの要因について、詳しく解説していく。専門的な話が随所に出てくるため、重要な部分だけを**太字**で示している。**太字**だけを読んでもいいし、「正しい治療法」のみを知りたい方は、読み飛ばしてもらっても構わない。

①乾燥肌（ドライスキン）がアトピーを引き起こすしくみ

アトピーの原因の1つとして、確かなものは乾燥肌である。カサカサした肌、いわゆる「ドライスキン」であることが原因で、アトピーが起きると考えられている（※9）。

最近の研究で、ドライスキンの原因がわかってきた。原因を詳細に説明する前に、普通の皮膚の構造について、簡単に解説しておきたい。「正常」を知ることで、「異常」を理解しやすくなるからだ。

まず、人の皮膚は3つの層に分かれている。表皮、真皮、皮下組織の3層だ。表皮は皮膚の一番外側。「表皮角化細胞」という細胞が表皮に敷き詰められ、外に向かって増殖していく。最終的に、表皮角化細胞の核の部分が脱落して「角層」になる。

ヒトの皮膚のしくみ

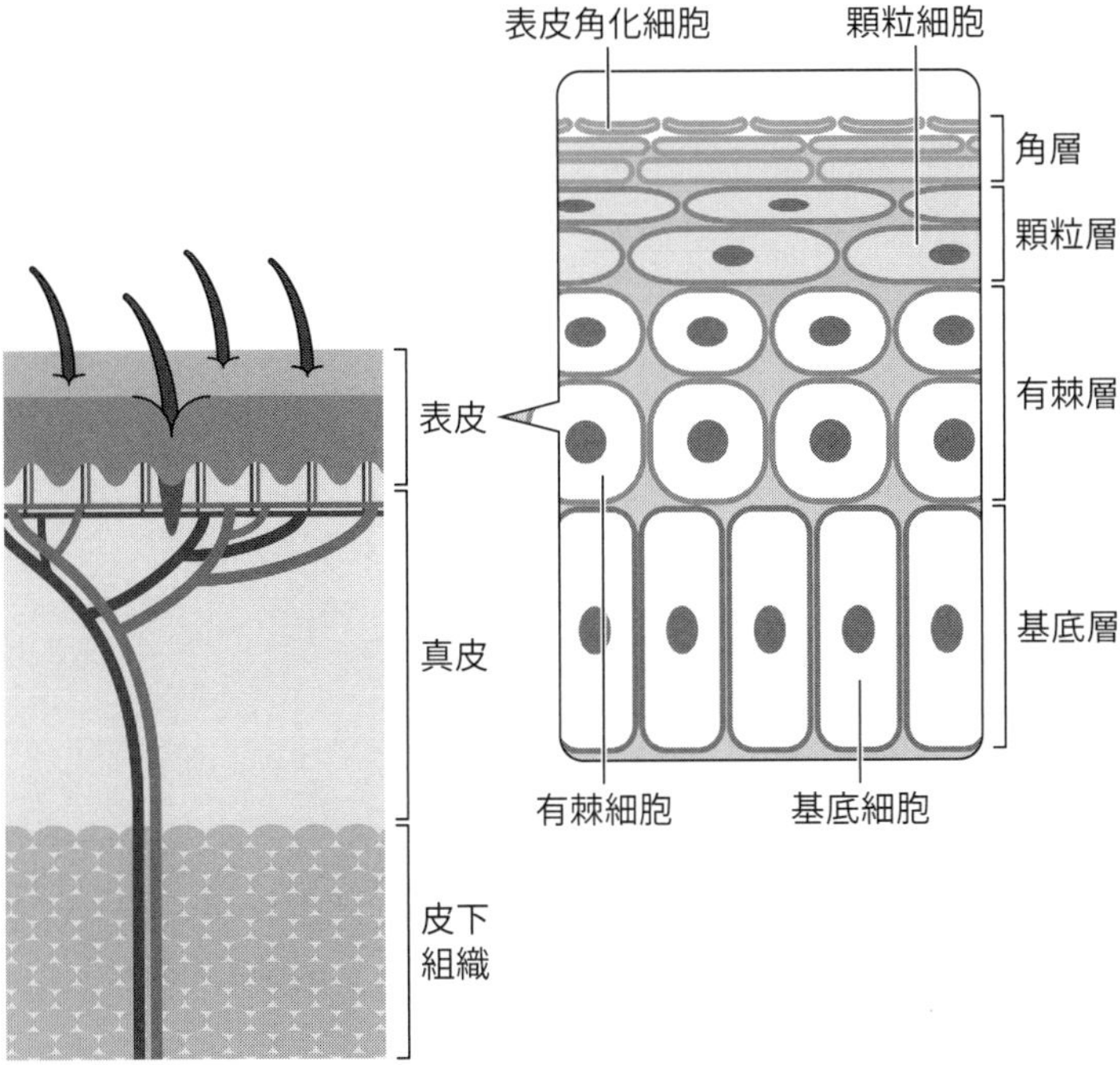

ドライスキンの原因は「表皮」にある

この**角層が垢やフケの部分**であり、1層目の「表皮」は、その下の、めくれてもまだ血が出ない層である。表皮や角層があるから、人間は体の水分が蒸発せずに地上で生活することができる。正常な皮膚では、表皮が45日で入れ替わることが知られている。

表皮の下の2層目である「真皮」は、怪我をしたら出血する部分。コラーゲンなどが存在するところで、この**コラーゲン不足がしわなどの原因になる**のは有名だろう。真皮の下にあるのが3層目の「皮下組織」だ。これは、脂肪が蓄えられている部分と考えてもらうと良い。

さて、ドライスキンに関係するのは、1層目の「表皮」の部分である。表皮と、その細胞の死骸が落ち葉のように重なり合った角層が、皮膚の水分保持やバリアに関係している。

表皮の中で、とくに大事なタンパクが**フィラグリン**と呼ばれるものだ。フィラグリンは、皮膚の強度や柔軟性、水分保持、pHなど多岐にわたる働きをしている。フィラグリンが欠乏すると、角層は剥がれやすくなり皮膚からの水分蒸発が進む(※10、11)。

「皮膚のバリア」と「水分保持」に重要なフィラグリン

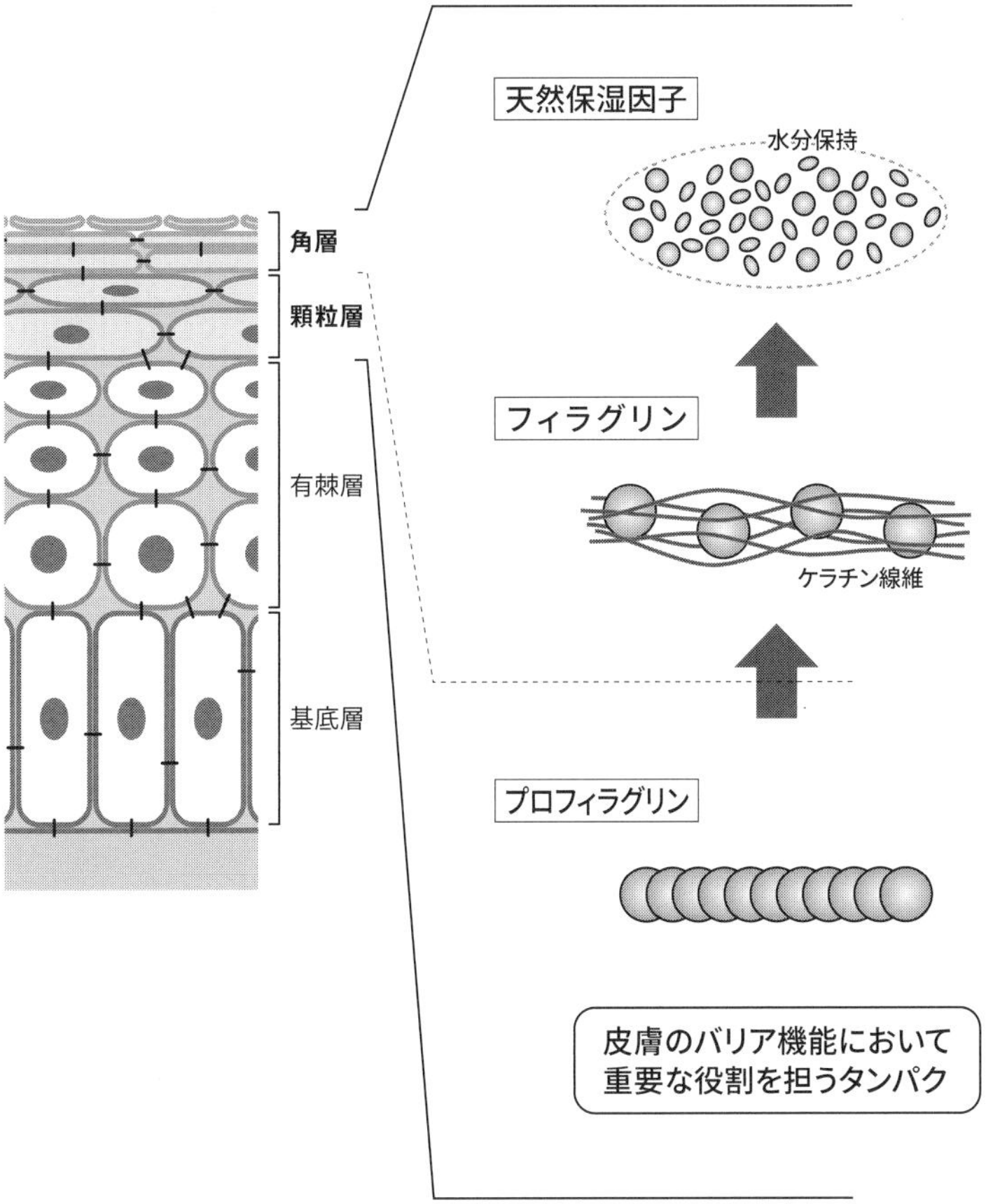

フィラグリンの量が少なくなると
肌がカサカサしやすくなる

また、フィラグリンは角層のさらに外側で分解されて、アミノ酸などの天然保湿因子となる。すこし難しい話になるが、このアミノ酸は、「親水基」を有していて、角層での水分保持を担う。

つまり、**フィラグリンという皮膚の外側に存在するタンパクは、皮膚のバリアと水分保持の両方に重要**だということがわかる。

化粧品を使う方であれば、「保湿にはセラミドが重要です」という文句を聞いたことがある人も多いだろう。セラミドもフィラグリンと同じく角層の維持に重要な物質で、セラミドは角層をつなぎ合わせる役割を担っている(※12)。

化粧品に配合されているセラミドは、皮膚の一番外側のセラミドを補給する意味で使われている。一方、**サプリメントなどの食物に含まれているセラミドを保湿のために摂取するのは、ほとんど意味がない。**なぜなら、消化の段階でセラミドはアミノ酸に分解されてしまうからである。**薄毛の治療で、髪の毛を食べれば毛が生えてくるわけ**

ではないことと同じだ。

アトピー患者は、皮膚のセラミドが減少していることが報告されている。そのため、セラミドを補給することでアトピー治療に役立てようという流れがあった。ただ、セラミドの減少とアトピーには、相関関係が認められただけで因果関係までは証明されていなかった。

そこに新たに発見されたのがフィラグリンの遺伝子異常である。２００６年、イギリスの研究グループがアトピーの原因としてフィラグリンの遺伝子異常を発見し、世界的に話題となった（※13、14）。

フィラグリン遺伝子に異常があると、アトピーになるリスクが上がる。さらに喘息になるリスクも上がり、食物アレルギーや花粉症などを合併する危険性も上がる。「アレルギーマーチ」と呼ばれる、次から次へとアレルギーが起きる原因となるのがフィラグリン遺伝子変異であるとの報告が出ているのだ（※15、16、17）。ちなみにぼくのフィラグリン遺伝子にも異常がある。これは自分の研究室で調べた結果だ。

遺伝子検査をしなくとも、フィラグリン遺伝子に変異があるかどうか、パッと見当をつける方法がある。それは**手のひらを見ること**だ。

手のひらの親指の付け根を「拇指球《ぼしきゅう》」と呼ぶ。この**拇指級に深いシワが入っている人は、フィラグリン遺伝子に変異があることが多い**(※18)。また、足のスネの前面がカサカサしている人も、フィラグリン遺伝子変異がある可能性が高い。

ちなみにフィラグリン遺伝子の異常は、アトピー患者さんの20〜40%程度だと推測されている。それが「フィラグリン遺伝子以外にもアトピーの原因があるのではないか」と考えられる根拠の1つだ。

ちなみに、ぼくは普段の研究でフィラグリンの発現を上げる薬の開発に取り組んでいる。ドライスキンを治すことができれば、アトピーはよくなると思っている。

フィラグリン遺伝子に変異がある人の「手のひら」の特徴

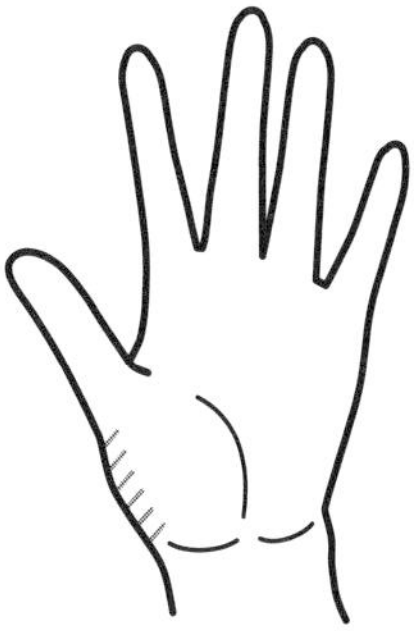

フィラグリン遺伝子変異
のない人の拇指球

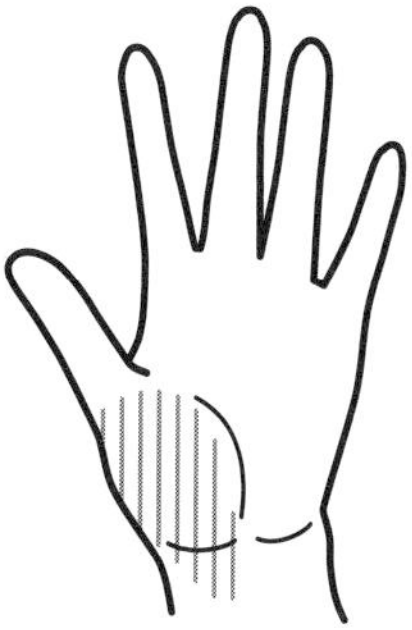

パターン1
縦の深いシワ

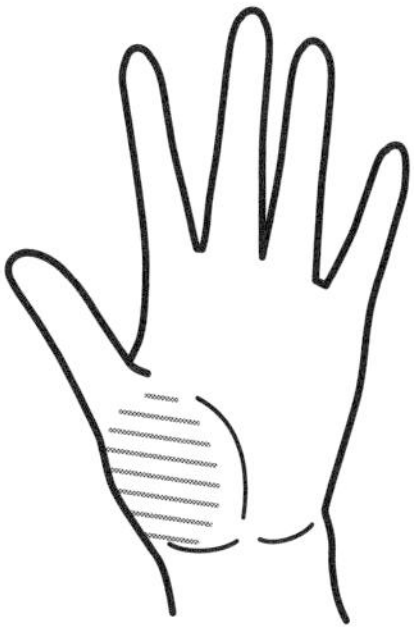

パターン2
横の深いシワ

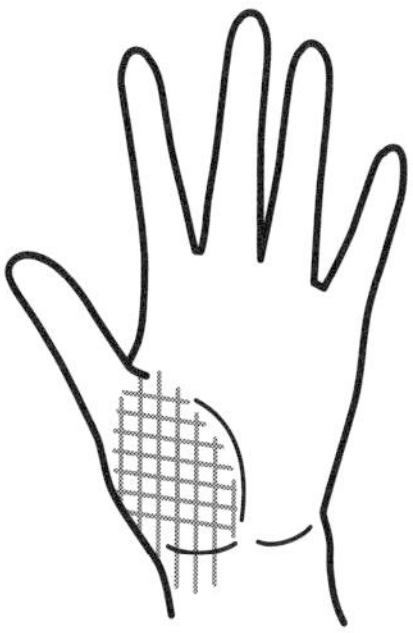

パターン3
縦横の深いシワ

②免疫システムの異常がアトピーを引き起こすしくみ

アトピー患者は、免疫システムに異常が起きていると考えられている。なぜ免疫系に異常をきたすのか、原因は不明な部分も多い。

アトピーの場合、「Ｔｈ2サイトカイン」という体の中のタンパクが病気の悪化に関係する。Ｔｈ2サイトカインが体の中で増えると、皮膚ではアレルギー反応が進む。また、フィラグリンにも作用して、ドライスキンをさらに悪化させる。Ｔｈ2サイトカインの一部が、かゆみを直接ひきおこすこともわかってきた(※19、20、21)。

Ｔｈ2サイトカインは、アトピーだけでなく、喘息や鼻炎などのアレルギー全般に関わっている。つまり、**Ｔｈ2サイトカインが増えすぎてしまうことが、さまざまなアレルギー疾患を引き起こす原因の1つ**である。

Ｔｈ2サイトカインの多くは、白血球の一部であるリンパ球から放出される。炎症が起きているアトピーの皮膚では、Ｔｈ2サイトカインを出すリンパ球が血液の中にあり、皮膚の血管から漏れ出て、皮膚の中へと侵入してくる。皮膚に漏れ出たリンパ球は、そこでＴｈ2サイトカインを外へばらまく。そうなると、皮膚にいる細胞たちは、Ｔｈ2サイトカインに反応する。

Ｔｈ2サイトカインが皮膚の外側に存在する表皮細胞に働くと、表皮細胞のフィラグリンの産生は低下する。つまり、**Ｔｈ2サイトカインが表皮に豊富にあると、ドライスキンの原因にもなるし、皮膚のバリア機能が低下する。**Ｔｈ2サイトカインそのものが、アレルギーの原因となる白血球「好酸球」を皮膚に呼び寄せる作用があるからだ。

先述した皮膚の2番目の層である「真皮」にＴｈ2サイトカインが作用すると、真皮に存在する線維芽細胞が他のサイトカインを産生する。このサイトカインがまたＴｈ2を産生するリンパ球を呼び寄せたりするので、**Ｔｈ2サイトカインによる炎症はループとなりどんどん悪化する。**

最近では2型自然リンパ球（ＩＬＣ2）という新しい細胞が発見され、この細胞たちもアトピーを悪化させるということがわかってきている（※22、23）。

③かゆみがアトピーを引き起こすしくみ

アトピーはかゆい。とにかくかゆい。アトピー患者さんは、かいてかいてかきむしって、血が出るまでかいてしまうことが多い。かゆみはアトピー悪化の大きな原因の1つであるだけでなく、アトピーそのものの病因ではないかと考えられている。

かゆみの原因として**「ヒスタミン」**という物質がある。ヒスタミンは皮膚に存在する肥満細胞から放出され、**じんましんの原因**として有名である。ヒスタミンがかゆみを引き起こすメカニズムは、最近になってわかってきた。まず、専門用語で説明する。専門的になりすぎるので、その後、1つのたとえ話で説明する。

まず、ヒスタミンは末梢神経に直接作用する。鍵と鍵穴のように、ヒスタミンという鍵と、それに対応する鍵穴としてのヒスタミン受容体が末梢神経に発現し、鍵穴に鍵がはまると末梢神経の中のシステムは動き出す。

そこで大きなポイントとなるのがＴＲＰＶ１（トリップブイ１）という末梢神経のつ

いている窓のようなものだ。このＴＲＰＶ１が開くと、カルシウムが外から細胞の中に入ってきて、末梢神経は興奮しかゆみとして中枢に伝わる(※24)。

ここまでの話を、車に例えて考えると理解しやすい。かゆみとは、鍵を鍵穴に差し込み、窓が開き、外の空気が中にはいることでエンジンがかかり、前に進むようなしくみになっている。ここで言う「前に進む」が「かゆくなる」ということだ。

鍵をまわす効果があるのはヒスタミンだけではない。いくつかのタンパク質が鍵を回すことができたり、鍵を回さなくても窓を開けることができるものもある。つまり、ダイレクトに末梢神経を興奮させ、かゆみを誘導するタンパク質がある。

たとえば、**43度以上の熱刺激**は、ＴＲＰＶ１という末梢神経についている窓を直接開き、かゆみとしてのシグナルを脳に伝える。アトピーの患者さんが、体があたたまるとかゆくなるのはこのためである。熱の刺激がかゆみを引き起こす。

Ｔｈ２サイトカインそのものが、かゆみの原因となることもわかってきた。皮膚に伸びてきたかゆみを探知する末梢神経には、Th2サイトカインのシグナルを捉えることができる鍵穴、つまり受容体が存在する。末梢神経の表面にひょこっと出たこの鍵穴にTh2サイトカインがはまると、かゆみの窓であるTRPが開き、その結果「かゆい」というシグナルが脳に伝わる。

かゆくてかきむしると、そのうち痛みを感じるようになった経験はないだろうか。痛みを伝える神経回路は、かゆみを伝える神経回路を抑制する。そのため、痛みが出るほどかけば、痛みの神経回路が活性化して、かゆみを抑えることになるのだ。

しかし、痛みが出るまでずっとかき続けると、皮膚のバリアがますます壊れることになる。バリアが壊れると、アレルゲンの侵入が容易になり、他のアレルギー疾患が発症するリスクが上がる。

しかし、アトピー患者さんであれば、「かきむしるのはアトピーにとって良くない」なんて、言われなくてもわかっていると思う。それでもかいてしまうから悩んでいるのだ。本書では、**かゆみを抑える即効策と、かゆみと上手に付き合っていく方法を、第**

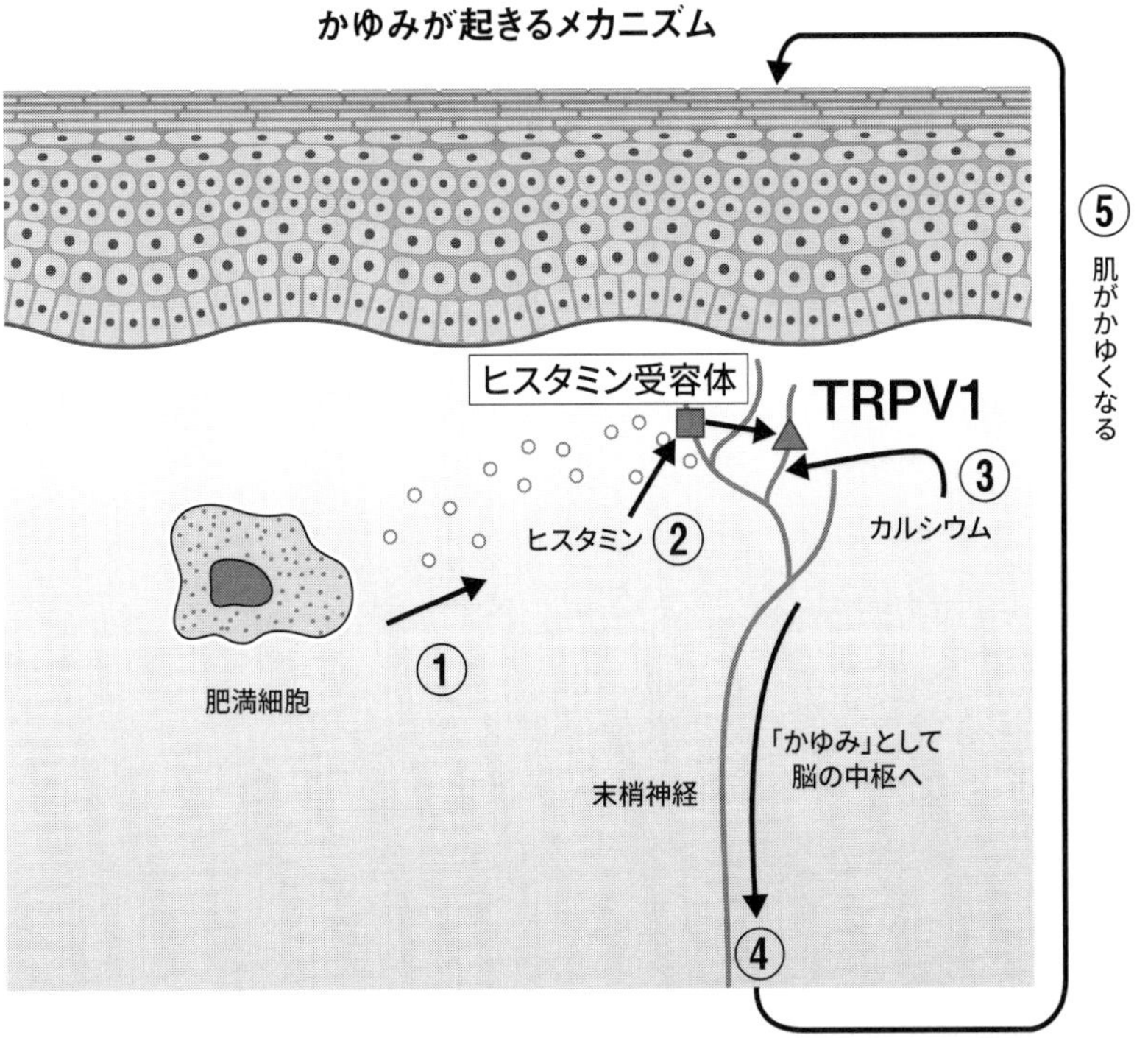
かゆみが起きるメカニズム
ヒスタミン受容体
TRPV1
③
カルシウム
ヒスタミン ②
①
肥満細胞
「かゆみ」として
脳の中枢へ
末梢神経
④
⑤
肌がかゆくなる

6章で詳しくお伝えしていく。

「骨の歪み」と「腸内環境」原因説のウソ

ここまで解説してきた通り、アトピーに関しては、医学的にドライスキン、かゆみ、Th2免疫応答の亢進がメインの病態だと考えられている。しかし、巷には「アトピーの真の原因」なるものが、まことしやかに囁かれている。ここからは、それらの説の信頼性を、根拠とともに伝えていこうと思う。

「アトピーの原因は骨の歪みにある」と宣伝する民間療法がある。骨格を矯正することでアトピーが治ると書かれた内容を、インターネットですぐに見つけることができるし、そういう本も複数ある。

しかし、**アトピーと骨の歪みに関してはまったく関係がない**。この民間療法を受けた患者さんの体験談が真実であるという前提で、つまり作り話ではないという前提で考えれば、その多くはプラシーボ効果（162ページ参照）であろう。

アトピーの原因として、腸内環境をあげる人もいる。「腸内環境を整えることでアトピーが治る」と宣伝する施設は多いし、これまたそういう本もある。しかしながら、これに関しても根拠は乏しい。

そもそも「腸内環境」は医学用語ではないため判断が難しいのだが、多くの場合、「腸内細菌叢」のことを指していると考えられる。腸内細菌叢とは、腸の中に普段住んでいるいろいろな菌のことを指す。

実は、腸内細菌叢と免疫との関係は、最近の基礎研究で注目されている分野で、世界的には大発見が続いている。ある特定の細菌群が、がん免疫療法の効果に関連しているなどの報告が有名科学雑誌に掲載された(※25)。このことからも、腸内細菌叢がアレルギーに関連している可能性は十分にある。

しかし、これはあくまでも基礎研究の話だ。「腸内細菌叢がどのように変わるとアレルギーになるか？」「どの菌がアトピー治療に有効か？」などは、まったくわかっていないのが現状だ。**アトピーの治療として腸内細菌を持ち出す施術者は、「科学的に証明された」という虎の威を借りて根拠のない治療法を実践している可能性が高い。**

「関連の薄い医学的な発見と結びつけて、自分が売りたい商品を紹介する」という手法は、ニセ医学で見かける常套手段だ。

「子どもに予防接種を受けさせるな」のウソ

先進国でアレルギーが急速に増えてきたことに伴って、「子どもの頃からの感染が多いほうがアレルギーにならない」と提唱された。これを**「衛生仮説」**という。いくつかのアレルギー疾患で衛生仮説を支持する論文が出ているが、完全に証明された概念ではないし、矛盾を指摘した論文もある。また、アトピーの分野ではまだ論文は少ない。

この衛生仮説が、ニセ医学に利用されることが多い。たとえば、小さな頃から感染しておけばアレルギーになりにくいという衛生仮説に結びつけて、**「予防接種をお子さんにいっさい受けさせてはいけない」**と主張する人たちがいる。

ワクチンの多くはウイルスに対するものであり、衛生仮説はウイルス感染でも成立するか未だ不明である。知っている方も多いと思うが、**ウイルスと細菌は別物である。**

寄生虫感染を起こしてしまえば、アレルギーが抑制されるどころか、普段であればアレルギーを起こさないようなとうもろこしやバニラアイスクリームに反応してしまった報告もある（※26）。

細かい話は忘れてもいい。しかし、これだけは覚えておいていただきたい。**「子どもの頃、予防接種のワクチンをたくさん打ったせいでアトピーになった」という根拠は、世界中のどこにもない。**

「金属アレルギー」とアトピーの関係

アトピー患者さんの中には、金属アレルギーの方が含まれている。言い方を変えれば、**アトピーだと思っていたら実は金属アレルギーだった**という患者さんがいる。

最近の研究では、アトピーは、外因性のアトピーと内因性のアトピーという、２つのタイプに分けられることが提唱されている。外因性のアトピーは、アトピー全体の80％を占めるドライスキンが代表的であり、アレルギー検査でよく見る「ＩｇＥ」の値が高いことが多い(※27)。

それに比べ内因性のアトピーは、ドライスキンがあまり目立たず、ＩｇＥが正常値かそれほど高くないことが多い。そして、背景に金属アレルギーが隠れていることがある。

アトピー患者さんで金属アレルギーのある方は、身につける貴金属に注意されていることが多いが、**食事に含まれる金属**までは意識していないのではないだろうか。内因性のアトピー患者さんは外因性のアトピー患者さんに比べて、ニッケルやコバルトに対するアレルギーが多いとの報告もある(※28)。

ニッケルは豆類、そしてチョコレートに多く含まれる。クロムもチョコレートやチーズ類に多く含まれている。そのため、内因性アトピーの患者さんには、パッチテストで金属アレルギーを確認した後、チョコやコーヒー、そしてココアなどを控えてもらうように指導することがある。ただし、子どものアトピーの場合は別で、金属アレルギーが少ないという報告がある(※29)。

つまり、**「食事指導や生活改善でアトピーが良くなった」という声の中には、「金属アレルギーの原因を除くことができた患者さん」が含まれている可能性がある**のだ。

何度も言うが、根拠のない極端な食事制限は、アトピーを治すどころか他の病気を引き起こす可能性がある。専門家の指導のもと、慎重に行わないといけない。

第3章　民間療法をエビデンスで検証する

アトピーには、医学的に最も正しい「標準治療」の他に、いわゆる「民間療法」と呼ばれる治療法が非常に多く存在する。この章では、患者さんの目に触れやすい民間療法がどこまで有効なのか、エビデンスをもとに一つひとつお伝えしていく。アトピーにかかって間もない人は、第4章から読んでいただきたい。

あなた自身が治療法を判断できるようになる

アトピーを食事などで治そうとする試みは**「補完代替療法」**とよばれる。補完代替療法は標準治療の外側にある治療法で、ニセ医学が大いに混ざりうる危険な領域だ。

日本緩和医療学会は「がんの補完代替療法クリニカル・エビデンス（2016年版）」を発刊し、標準治療の外側にある治療に対する専門家の意見をまとめている。このガイドラインが素晴らしいのは、補完代替療法をすべてまとめて「いかがわしいもの」と決めつけず、一つひとつ丁寧に解説を加えているからだ。

たとえば、「マッサージはがんに伴う身体症状を軽減するか？」という質問に対して「痛み」という切り口で論文を調べてみると、「がん患者の痛みの軽減にマッサージは有効かもしれない」ということがわかる。しかし、この研究では質に問題があるので最終的な結論は出せない、としている。

マッサージがリンパ浮腫に効果があるかどうか文献的に解析してみると、がん患者のリンパ浮腫改善にはマッサージは有効でないことがわかる。この報告も「研究の質に課題があるため、最終的な結論づけはできない」という注釈付きではあるが、このように、**そのテーマを俯瞰する情報を患者さんが知ることができれば、患者さん自身が判断することができる。**

たとえば、痛みに苦しむがん患者さんが、がんの「痛み」にはもしかしたらマッサージが効果があるかもしれないと知れば、選択肢が増える。がんによる「むくみ」はマッサージではよくならない可能性が高いと知れば、マッサージにお金を使う分、美味しいものを食べたり旅行したり、他にお金を使おうと判断することができる。

ある病気が標準治療だけで完治するものであれば、補完代替療法に関する見解は一切必要ないと思う。しかし、実際に「水槽の外」は存在する。標準治療の外側にいる人たちを、西洋医学に携わる我々が見捨ててはならない。エビデンスレベルを理解していれば、選ぶか選ばないかは患者さんの価値観次第で自由に選べる状況を作れるのではないだろうか。

アトピー治療への効果として、プロバイオティクス、食事、バイオフィルム、ボリジ油、水泳など、さまざまなものが研究されているが、残念ながらアトピーへの効果を結論付ける決定的な研究はない（※30）。

そこでここからは、アトピーに対する補完代替療法を一つひとつ丁寧にみていく。しかし、エビデンスレベルの低いものも含めて解説を行えば膨大な量になってしまうので、エビデンスレベルの高い報告を集めて、必要最低限の情報を提供していく。

「亜鉛とアトピー」のエビデンス

「亜鉛を補給すればアトピーが治る」という謳い文句は、インターネットで見かけるだけでなく、口コミでもよく耳にする。亜鉛を豊富に含んだサプリメントも、多数販売されている。

亜鉛は皮膚の免疫とバリア機能に影響を与える。亜鉛が欠乏すると皮膚に炎症が起きることが知られている。治りの悪い「床ずれ」などの原因としては亜鉛欠乏が知られており、亜鉛を補給する治療をすることもある。

では、アトピーに絞って考えた場合はどうか。2019年発表のメタ解析では、14の観察研究（患者さんに治療を選ばせることなく、結果としてデータを活用する方法）と2つのランダム比較試験をまとめて報告している(※31)。この研究では、アトピー患者さんは健常な人と比べて有意に亜鉛濃度が下がっていることがわかった。**アトピー患者さんの血中では、一般の人に比べて亜鉛の濃度が低い。**

ただ、サプリメントとして亜鉛を補給することでアトピーを改善できるかどうかは、意見が割れている。1つのランダム比較試験では、「サプリメントの亜鉛はアトピーの症状を改善させた」と、もう1つのランダム比較試験では「亜鉛を内服してもアトピーは改善しない」と報告している。ただし、解析に用いた個々の論文の質は低い。そうなると解釈が難しい。

この論文を踏まえてのぼくの意見は**「亜鉛を無理に多く摂取する必要はない」**だ。サプリメントを試すのも悪くはないが、1つ心配なことがあるのだ。亜鉛の摂取によるアトピー悪化の危険性である。つまり、逆効果になる可能性があることだ。亜鉛は金属である。すでに説明したように、アトピー患者さんの中には、金属アレルギーの人が含まれている。

亜鉛に対するアレルギーがあるかどうかは、皮膚科を受診しパッチテスト（237ページ参照）という検査を受ける必要がある。皮膚に金属の成分を貼り付け、数日後、赤く腫れていないか確認するアレルギー検査である。ただし、これはあくまでも金属に対してかぶれるかどうかの検査で、口から摂取して悪化するかどうかは別問題である。

パッチテストで確認しつつ、亜鉛をサプリメントとして摂取した後、アトピーの調子が悪ければやめたほうが良い。亜鉛を取り続けていてアトピーの調子も良いなら、続けても良い。しかし、亜鉛の効果はアトピー患者さん全員に当てはまることではない、と自覚しておく必要がある。

「乳酸菌とアトピー」のエビデンス

「乳酸菌がアトピーの治療に良い」という説も、よく見かける。テレビのコマーシャルで「アトピーに効果のある乳酸菌を配合したヨーグルト」などを見かけることがある。

乳酸菌やビフィズス菌、納豆菌など、**人間にとって善となる細菌やその構成物を「プロバイオティクス」という。**このプロバイオティクスがアトピーに効果があるかどうかの研究は、いくつも存在する。

プロバイオティクスのアトピーに対する治療効果は、効果がないとする論文と効果があるとする論文にわかれる(※32)。総合して判断すると、決着がついていない。ましてや、**どの菌に治療効果があるかどうかについてはわかっていない。**その上で、いくつかのエビデンスを紹介する。

3歳以下の乳児アトピーを対象としたメタ解析がある(※32)。741人の乳児を対象にした8つの臨床試験を解析した結果では、「乳酸菌によるアトピー改善効果が見られた」

としている。しかし、この論文では、患者さんの数が少なすぎるため乳酸菌がアトピーに良いとは言い切れないという注意書きがある。

一方、アトピーの予防にはプロバイオティクスが有効であるとするメタ解析がある(※34)。28の臨床研究を解析した結果、プロバイオティクスによる介入はアトピー発症のリスクを低下させることがわかった。ただし出生前および出生後半年のプロバイオティクス療法が必要であると結論づけている。

ここまで読んで、プロバイオティクス療法を受けてみようかな、と考えた方も多いのではないだろうか。実はプロバイオティクス療法を受けるのは、安全性や有効性の面でもう少し待ったほうが良い。

97ページで紹介した「コクランレビュー」では、プロバイオティクス療法は、まれに感染症や腸の病気を起こすのでやめたほうが良いと提言している。とても確率の低いものではあるが、お子さんのアトピーにプロバイオティクス療法を行って腸の血液が途絶えてしまう腸管虚血を起こした報告がある(※35)。

つまり、**プロバイオティクス療法に関しては、どの菌をどれくらいの量摂取すればいいのかわかっていない**(※36)。アトピー予防に大量にプロバイオティクスを内服して、赤ちゃんに他の影響が出るかもしれない危険性がある。また、海外からサプリを個人輸入するのも慎重に考えたほうが良い。サプリの中身にプロバイオティクスがちゃんと入っている保証がないどころか、体に悪い成分が過剰に含まれている可能性もある。

ぼく個人の意見としては、プロバイオティクス療法を実践したいのであれば、日本国内でヨーグルトを定期的に購入して食べるのがいいのではないかと考える(※37)。その場合、糖尿病のリスクもあるので、糖質ゼロが望ましい。

つまり、甘くないヨーグルトを食べ続けなくてはいけないということである。ただし、有効成分の含有量を考えると、毎日数個食べたくらいでは足りないだろう。正直、標準治療をきっちり行ったほうが、治る確率ははるかに高いと思う。

「アルコールとアトピー」のエビデンス

お酒を飲むと体がかゆくなる。これはアトピーの患者さん以外でも、皮膚に病気がある人が経験する「あるある」だ。**アルコールを飲んだ結果、血流が良くなり皮膚がかゆくなる。そしてひっかいてしまい、アトピーが悪化する。**お酒を飲めるアトピー患者さんならば、誰もが思い当たるのではないだろうか。

アトピーとアルコールに関してのメタ解析も存在する。18の研究をまとめた解析では、妊娠中の飲酒と出生児におけるアトピーの発症との間には、わずかながら正の相関があった。しかしながら、成人のアトピーとアルコール飲酒との間に関連はなかった(※38)。

つまり、**「妊娠中にアルコールを飲んでいた母親のお子さんにはアトピーが多い」**。そして**「酒飲みにアトピーが多い」という因果関係は明らかでない**ということだ。

間違ってほしくないのは、お子さんがアトピーになった「直接の原因」が妊娠中の飲酒だというわけではないこと。相関関係はあるが、因果関係は不明だ。もし、妊娠中に飲酒して、結果的に自分のお子さんがアトピーになっていても、後悔しないでほしい。これからアトピーのお子さんにしてあげられることは、後悔以外にたくさんある。

「タバコとアトピー」のエビデンス

タバコに関しては、複数のがんと因果関係が認められている。健康に気をつけるなら間違いなくタバコは吸わないほうが良い。タバコを吸って健康になるということはない。

ではタバコとアトピーの関係は科学的にどう考えられているのか？

タバコとアトピーの関係については、いくつも論文がある。86の研究を集め68万１７６人の患者さんを集めたメタ解析を紹介したい（※39）。この研究によると、能動喫煙は有意にアトピーの発症と相関するとある。つまり、**タバコを吸う人にアトピーが多いということだ。**さらに、受動喫煙もアトピーと相関することがわかった。周りにタバコを吸っている人が多い場合、アトピーの数の増加に関係する。

妊娠中の母親の喫煙と、子どものアトピー発症には関係がないことも報告されている。だからといって妊娠中に安心してタバコを吸っていいというわけではない。この研究論文でも、研究の限界に触れていて、妊婦の研究に関しては妊娠周期による影響を除外できていないことを記載している。つまり、ある特定の妊娠周期での喫煙が、子どものアトピー発症に関係する可能性は除外できていない。

いずれにせよ、アトピーとタバコは関係あることは確かである。しかし、因果関係は証明されていないため、タバコをやめればアトピーが良くなる保証はない。個人的には、タバコは肺癌やその他の呼吸器疾患のリスクを上げるし、**アトピーの治療をがんばりたいのならば、本人だけでなく家族も、タバコはやめたほうがよい。**

「感染症とアトピー」のエビデンス

前述のように、アトピーの原因として衛生仮説が提唱されている。衛生仮説とは、「子どもの頃汚い環境で育っていたほうがアレルギーになりにくい」という学説だ。

１９８９年、ストラカンという人が、初めて「衛生仮説」という言葉を論文で使用した(※40)。彼は、アレルギー疾患と発症要因を調べる過程で、「乳幼児期に感染するとその後のアレルギー発症が低下する」と考察した。衛生仮説は、花粉症など多くのアレルギー疾患で当てはまると報告されている一方、喘息では当てはまらないという報告もある。そして、アトピーに関しては、衛生仮説が当てはまるかまだ決着がついていない。

衛生仮説を鵜呑みにして「子どものころからたくさん感染させたほうが良い」と極端な考え方で育児をされている方をたまに見かける。

たとえば、風疹はワクチンで予防できる可能性が高い。衛生仮説をもとにワクチン接種をすべて拒否すると、風疹にかかるリスクは上がる。風疹の一番の問題は、妊婦さんに感染するとお子さんに先天性風疹症候群が出現することだ。先天性風疹症候群は、心臓の病気や難聴、白内障など多くの症状が出る。

衛生仮説は、まだ「仮説」の段階である。**アレルギーを予防するために、危険な感染症まで含めてどんどん子どもに感染させようとするのは大変危険なこと**だ。

「ビタミンDとアトピー」のエビデンス

ビタミンDとアトピーの関係も、古くから注目されている。血液中のビタミンDの濃度が低いと喘息やアトピーのリスクが高まることが知られており、また実験レベルでビタミンDの活性型物質が免疫の機能を調整することが知られていた。

しかし、「ビタミンDの補充がアトピーに効果的かどうか」を調べた論文の結論としては「関連はなかった」と報告している(※41)。

ビタミンDを摂取しすぎると、不整脈や意識障害、腎臓へのダメージなどの健康被害をひきおこす(※42、43)。このことから、ぼく個人の意見としては、**「アトピー治療のためにビタミンDを無理にサプリで取る必要はない」**と考えている。

「除去食とアトピー」のエビデンス

アレルゲンとなる食品を使わないで作る食事を「除去食」という。アトピーの原因として、一部の患者さんは食物アレルギーが関連すると考えられている。あえて結論から書く。除去食を素人考えで行うのは危険だ。**ましてや、民間療法で除去食を行うのは危険すぎる。絶対にやめたほうが良い。**

卵や小麦などを対象にした除去食は、子どものアトピー患者さんに行われることが多い。**極端な除去食は日常生活で食べられるものがほとんどなくなってしまい、その結果、成長障害をきたしたケースを学会発表や論文で目にすることは多い。**除去食をもし行うのであれば、必ず医師の指導のもとで行うべきである。

除去食に対する質の高いエビデンスを紹介する。アトピーに対する除去食に関しては、エビデンスレベルの高いコクランレビューで解説されている(※44)。421人を解析した9つのランダム化比較実験の解析である。結果としては、「卵に対する特異的ＩｇＥが陽性の卵アレルギーが疑われる乳児には、卵の除去食がアトピー改善に有効であるかもしれない」だ。

やみくもに卵除去を行っても、効果はないのだ。そして、卵以外の除去食に関し

ては、エビデンスレベルが高い報告はない。

このことから、卵アレルギーの可能性が高い乳児にのみ、医師の指導のもと、卵除去食を行うことは、有効かもしれない。コクランレビューでは、卵に対する特異的IgEが陽性の場合に卵アレルギーと判定したと記載されている。これは病院でできるし、保険の通った血液検査だ。

日本のアトピーのガイドラインでは、「アレルゲン特異的IgEが陽性であっただけで、その食材が食物アレルゲンとしてはいけない」と記載してある。原因と思われる食材を除いた後に、さらに少し食べてみる負荷試験も行うことや、皮膚テストの結果を参考にして、専門家が総合的に判断する。

そして、注意すべき点として、**除去食だけではアトピーは完治しない**ということである。あくまでも普段の治療の限定的な補助として考えておく必要がある。

「糖質制限とアトピー」のエビデンス

「結果にコミットする」ダイエットのCMで有名になった糖質制限だが、マスコミやネットでは、ありとあらゆる病気に糖質制限が有効だと勘違いさせる報道が続いている。

アトピーと糖質制限に関しては、エビデンスレベルの高い報告はない。すべては経験則である。

55ページで書いたように、糖質制限はやりすぎるとケトーシス、ケトアシドーシスになるリスクがある。現段階では、糖質制限は有効性より危険性のほうが高い代替療法であると考えられる。もちろん、今後研究が進むにつれて、糖質制限がアトピーに有効といったエビデンスレベルの高い研究成果が出てくる可能性が、ないわけではない。

そう言うと、「実験台になってもいいのでやらせてください」という人がいる。気持ちはわかる。しかし、よく考えてほしい。実験台になって効果が出なかっただけならまだいい。もし、体を壊すことになった場合に、今の生活より苦痛が増える状況を本当に受け止められるのだろうか。**極端な話、腎臓を悪くして一生透析になる危険性も引き受けて、実験台になる覚悟はあるだろうか。**自分だけは大丈夫だと思っていないか。

健康を損ねる危険性がある民間療法は、「害だけしか残らない可能性がある」ということを、常に忘れずにいたほうが良い。

「睡眠とアトピー」のエビデンス

ぼくが調べた限り、**「良質な睡眠を取るとアトピーが良くなる」というエビデンスレベルの高い論文はない。**しかし、アトピー患者さんには、かゆくてぐっすり眠れなかったり、睡眠不足が続くとアトピーが悪化すると感じる方が多いのではないだろうか。

睡眠に限らず「生活習慣とアトピー」に関しては、医学が患者さんの経験則に追いついていない傾向がある。そして、医学的に証明されたからといって、患者さんがすぐにその恩恵を受けることは少ない。

たとえば「睡眠不足がアトピーに悪い影響を与えるメカニズム」を詳細に記した研究報告があったとして、この研究成果が直接患者さんの役に立つことはほぼ、ないだろう。睡眠不足になってアトピーが悪化した経験がある人にとっては「なにを今さら」という話だからだ。

こういう「患者さんの実感と医学的エビデンスのタイムラグ」は、患者さんと医者の認識のズレを引き起こすことがある。「寝不足になるとアトピーが悪くなるんです」と訴える患者さんに、「そんなことはありません」と平気な顔で言ってしまう医者がいるのは、エビデンスが完璧だと誤解しているためである。

医学はエビデンスで支えられている学問である。そして、エビデンスは常に「後追い」である。エビデンスのない部分は、正しいかもしれないし間違っているかもしれない、まだ決着のついていない部分である。

しかし、当たり前のことを科学的に証明したことから、次の新たな発見に繋がることがある。メカニズムがわかれば、細かな分子に着目した治療法にまで発展する可能性がある。**すぐに実用化へと結びつく研究が良い研究と捉えられがちであるが、どの研究が将来役立つかなど、誰もわからない。**当たりの宝くじは誰もわからないように、芽が出る基礎研究は、実際に育ってみるまでわからないのである。

そういう意味で、睡眠とアトピーは現状、医学的なエビデンスは薄いテーマだ。

「ダニとアトピー」のエビデンス

「防ダニグッズ」と「空気清浄機」は、多数のアトピービジネスが進出している分野だ。以前、防ダニを全面に押し出したアトピー患者さん向けの寝具が数十万円で販売されていた。しかし、**「防ダニグッズや空気清浄機を使えばアトピーがよくなる」という報告は残念ながらない。論文自体がほとんどない。**

もちろん衛生上、ダニ対策は重要だ。ダニ対策として布団に掃除機をかけたり、防ダニシーツを使うこと自体は、日本皮膚科学会が公開する「アトピー性皮膚炎ガイドライン」でも勧められている。インターネットで「防ダニシーツ」で検索してみると、どの商品も数千円で買えるものばかりである。ただし、これらの商品が本当に防ダニの効果があるかの検証はされていない。

ぼくとしては、**余裕があれば試しても良いくらいの推奨度**である。数千円で購入できるのだから、少なくとも、**何十万と払う価値はない。**

「ストレスとアトピー」のエビデンス

ストレスでアトピーが悪化することは多い。これは多くの患者さんが経験するし外来でもよく話を聞く。しかし、**アトピーとストレスの関係や、ストレスがかかると体がかゆくなるメカニズムについては、有効なエビデンスはまだない。**

しかし、医者が患者さんに「ストレス」と「年齢」という言葉をよく使う。それは、医者にとって都合のいい言葉だからだ。「この病気の原因は何ですか？」と聞かれ、「ストレスですね」「年のせいですよ」などと答えると、患者さんはなにも言えなくなってしまう。ストレスと年齢を持ち出して治療を諦めさせようとするのは、ちょっとずるい気がすると思いながらも使ってしまう場面が病院ではある。

医者に「ストレスですね」と言われたときの対応として、ぼくからの提案は**「具体的にどういうことに気をつければいいですか?」と医者に聞き返すことだ。「わたしが普段の生活で気をつけるべきことを教えてください」でもよい。**ストレスという曖昧な言葉を具体的な行動に落とし込めるように、医者と相談してみてほしい。

妊娠中のストレスとアトピーに関しては、メタ解析が存在する。この報告では、**妊娠中のストレス、たとえば否定的な生活上の出来事、不安、抑うつ、死別、苦痛、および仕事上の緊張などがアトピーと関連する**とのことであった(※45)。

ストレスとアトピーのエビデンスが乏しい要因の1つは、ストレスの程度は客観的に評価しにくいからだ。同じ出来事でも、人それぞれストレスの感じ方は違う。「なるべくストレスを感じないように」ということ自体がストレスを感じてしまう原因になる人もいる。

個人的には、ストレスを減らして心に安定を保つためには、耐え難い環境の中で、できる限り楽しい時間を増やすしかないと思う。ストレスのもととなることを考えないようにしても、それがすでにそのことを考えていることになるから、**他の楽しいことを考え、行動する時間を増やす**努力をしたほうが精神的には安定するからだ。ぼくは、職場でのストレスがつらいとき、ツイッターに逃げ込むことにしている。ツイッターはツイッターでストレスがかかるが、それは仕事のストレスとは違うものだ。

「肥満とアトピー」のエビデンス

皮膚病では、肥満と関係のある病気がいくつかある。欧米では、アトピーと同じもしくはそれ以上に多いと言われている「乾癬《かんせん》」は、皮膚のアレルギーで慢性に経過をとる病気だが、**乾癬は肥満と関連があることが広く知られている**。ぼく自身、実際に出会った乾癬患者さんには、肥満傾向の人が多い。

肥満とアトピーに関しては、メタ解析が１つあるが、この研究でも、相関関係があるだけで因果関係は不明である（※46）。**「アトピー治療のために痩せましょう」と推奨す**

る者もいるが、根拠がまったくないということになる。

アトピーの患者さんはなんらかの他の原因で太っている人が多いのかもしれない。アトピーが原因でイジメに合い、引きこもりになってしまった患者さんもいる。なかなか運動できない状況では肥満傾向になるのは当然である。

もちろん、肥満は心臓血管系や生活習慣病など多くの病気の原因となるため、改善したほうが良い。ただし、肥満とアトピーを結びつけて、さらに民間療法を結びつけているところには注意が必要である。

「オメガ3脂肪酸とアトピー」のエビデンス

オメガ3脂肪酸は、多価不飽和脂肪酸の1つで、エイコサペンタエン酸（ＥＰＡ）とドコサヘキサエン酸（ＤＨＡ）のもととなるものだ。サケ、マス、マグロなどの魚や、アブラナ油などの植物油に含まれている。

オメガ3脂肪酸を多くとった方がアトピーは良くなるという仮説がある。しかし、オメガ3脂肪酸を用いた大規模なアトピー研究はいまだ行われていない（※47）。**したがって、根拠はない。**オメガ3脂肪酸を含む食材が好きであれば意識して多めに摂取しても良いだろうが、これだけでアトピーが治ると考えてはいけない。

何度でも言うが、食事はあくまでも標準治療の補助的なものとして考える必要がある。食事だけでアトピーを治そうとするのは、アトピーをますます重症化させてしまうことになりかねない。

「ブリーチバス療法」のエビデンス

ブリーチバス療法とは、消毒に用いる「次亜塩素酸ナトリウム」を入れた風呂に入るアトピー治療法である。なぜ、消毒剤入りの風呂という発想が生まれたかというと、アトピーの悪化因子として皮膚の細菌が問題となっているからである。

皮膚には多くの細菌が存在する。これらは「常在菌」といって、ほとんどが悪さをしない菌である。しかし、毒素を持つ菌が繁殖することがあり、たとえば黄色ブドウ球菌は、アトピー患者さんの湿疹悪化に影響していると考えられている。黄色ブドウ球菌を減らすことがアトピーの治療によいとして生まれたのがブリーチバス療法である。

さて、**5つの研究をまとめたメタ解析での報告では、現在のところブリーチバス療法に効果があるという結論は出ていない**（※48）。それどころか、解析したうちの1つの研究では、普通の入浴のほうがアトピーは改善したと報告している。

そして、ぼく個人の意見としては、**ブリーチバス療法はしないほうがよい**と思う。普通にお風呂に入るので十分だろう。なぜなら、ブリーチバス療法は、黄色ブドウ球菌だけでなく皮膚の健康な常在菌まで殺してしまい、長い目でみるとアトピーを悪化させてしまう可能性があるからだ。

もちろんこの先、大規模な試験が行われ、ブリーチバス療法の有効性が証明されるかもしれない。しかし、**結果が出るまでは自分が実験台になる必要はない**。安全で効果があると証明されるまで、待ったほうがよい。

「漢方やハーブとアトピー」のエビデンス

漢方がアトピー治療に使われることは多い。試験管レベルで一定の効果が認められた解析はいくつかあるが、**漢方のアトピーに対するメタ解析では、効果は証明されなかった**(※49、50、51)。ただ、漢方と一言でいっても、いろいろな種類がある。その一つひとつまで細かく解析した論文はほとんどなく、評価の難しい補完代替療法である。

ぼく個人の意見としては、アトピーに対して漢方治療を行うことは否定しない。しかし、漢方の専門家が行う必要がある。日本における漢方の専門医は、現在、２０００人強と少ないことと、標準治療を否定して漢方を推奨する者もいるので、注意したい。

漢方と同じように薬草（ハーブ）を外用する治療法に関しても検討されている。質の高い研究とは言えないが、リコリスゲルとセイヨウオトギリソウがアトピーに対して治療効果があったと報告している(※52)。リコリスゲルは日本で手に入れることは難しい。セイヨウオトギリソウは、化粧品に配合して販売していることがあるが、化粧品に含まれる濃度でアトピーの治療効果があるかは不明だ。**薬草については、現在おすすめで**

きるような薬剤や商品はなく、費用の無駄になる可能性が高いだろう。

「ウェットラップ療法」のエビデンス

アトピーの患者さんの患部にステロイドを塗って、その上から湿った包帯で覆う方法をウエットラップ療法（WWT）と呼び、一時期注目を集めた。湿った包帯の代わりにサランラップを巻く方法も報告されている。

このウエットラップ療法に関するメタ解析が2017年に報告されている。結果は、ウエットラップ療法は、ステロイドを塗るだけの標準治療と効果が変わらないとされた。さらに、皮膚感染のリスクが、「統計学的に有意ではないものの増加傾向」であった。つまり、**ウエットラップ療法は、効果が期待できないだけでなく、感染症を起こしやすいかもしれない**というデータである（※53）。

包帯に関連して言えば、**「チュビファースト」（Tubifast）**という商品がある。サポータータイプの包帯で湿疹部位を覆うことで、ひっかいてしまうのを防ぐことを狙った商

「チュビファースト」

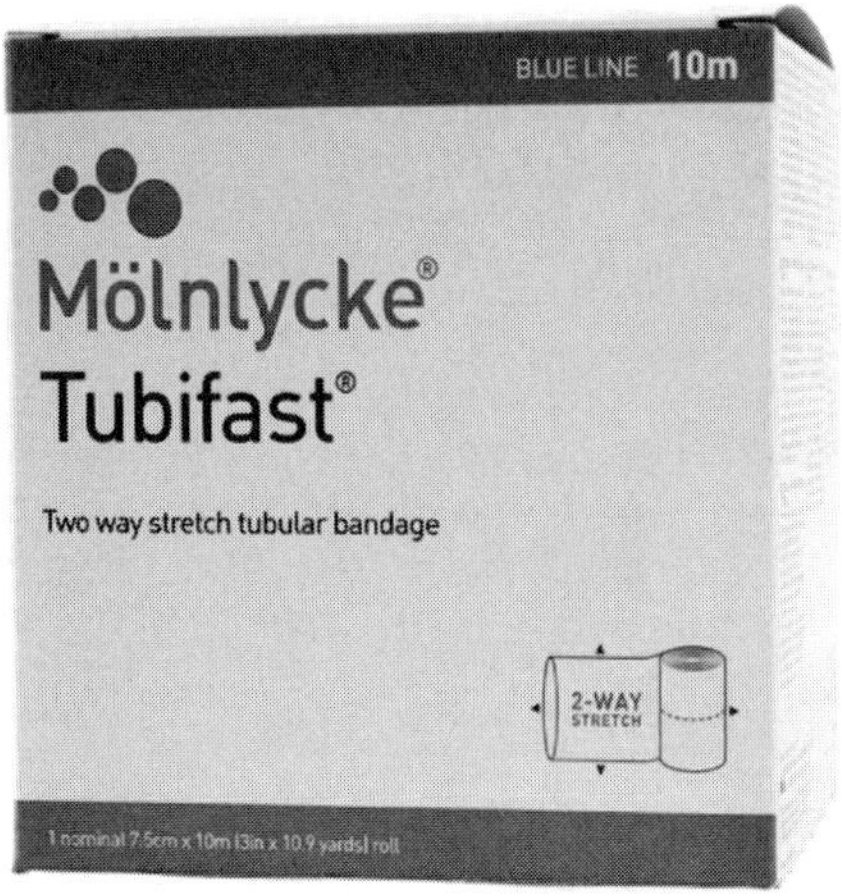

品である。朝起きたら布団が血だらけになってしまうような重度の小児アトピー患者さんに使うと便利なアイテムだ。

子どものアトピーでは重宝されるが、ウェットラップ療法との併用、つまり「湿疹部位にステロイドを塗ってチュビファーストを湿らせて患部を覆う」という作業は、現時点では必要ないだろう。

「特異的免疫アレルゲン療法」のエビデンス

特異的免疫アレルゲン療法とは、たとえばダニの成分などアレルゲンとなるものを少量ずつ体に投与して、アレルギー反応を起こさなくする治療法だ。かつては「減感作療法」とも呼ばれていた。まず、そのアレルゲンに対してアレルギー反応があるかどうかの検査が必要である。現在、**特異的免疫アレルゲン療法として使用可能なアレルゲンは、ダニ（ハウスダスト）とスギ花粉**である。

最初に、血液検査によって、そのアレルゲンに対して「特異的ＩｇＥ」が高値がどうかを確認する。ただし、血液検査だけでは不十分である。なぜなら、アレルギー反応を起こさない人でも、花粉などのアレルゲンは陽性に出てしまう人が多いからである。そこで、アレルゲンを少量、皮下に注入して、本当にアレルギー反応を起こす物質かどうか判定する皮膚テストを行う。ここで反応が出れば、そのアレルゲンに対してその人はアレルギー反応を起こすことが判明する。

ちなみに、ぼくは幼少期に小児喘息だったため、この治療法を受けていた。当時はまだ治験の段階で、車で1時間ほどかかる遠方の病院に定期的に足を運んでいた。特異的免疫アレルゲン療法には**皮下注射法**と**舌下法**があり、ぼくが子供のころに受けていたのは皮下注射のほうだ。どちらの方法も、花粉症、アレルギー性鼻炎、喘息などで一定の効果が報告されている。

さて、アトピーではどうか。アトピーの治療には効果がないという報告と、効果があるとする報告の両方が存在する。**つまり、アトピーに対する特異的免疫アレルゲン療法効果はまだ結論が出ていない**（※54、55、56）。この先、研究が発展した先の結果を待ったほうがよい。

アレルギーの検査では1つ注意したいことがある。食物アレルギーの検査には「IgE」と「IgG」がある。**IgE検査は病院の保険適応内で可能な検査であるが、IgG検査は保険外の自費検査で、数万円かかる。**

アレルギーには即時型と遅延型があり、即時型にIgE、遅延型にIgGが関係している。そのため、論理的には、特定の食物のIgEを測れば即時型のアレルギーがわかり、IgGを測れば遅延型のアレルギーがわかると思いがちだ。

しかし、IgGは一般の人の体の中にも、多く存在している。特定の食物に対するIgGを測定しても、その食物に対する遅延型のアレルギーがあるかどうかまったくわからない。それどころか、**過剰に気にして食事制限をしてしまう保護者が出てしまい、**

お子さんに健康被害が及ぶ可能性もある。そのため、日本小児アレルギー学会は、「食物ＩｇＧ検査は推奨しない」との見解を発表している。

この食物ＩｇＧ検査は保険がきかず値段も数万円と高い。いまだにマスコミで紹介されることもあるが、全く意味がないどころか健康被害を引き起こす可能性があるため注意が必要だ。

「整体や鍼灸とアトピー」のエビデンス

アトピーに関して、整体や鍼灸が効果的であるかどうかエビデンスレベルの高い報告はない。ぼくが身を置く**西洋医学的な立場から考えると、整体や鍼灸はアトピーに対して効果的ではない。**

ただ、東洋医学と西洋医学はまったく異なる分野である。真面目に東洋医学を勉強してきた方たちを、西洋医学の観点から否定することはとても失礼であると自覚している。

整体や鍼灸によるリラックス効果で、精神的な面からアトピーが良くなることはあるかもしれない。それでも、ぼく自身は、病気を治すなら東洋医学より西洋医学のほうが確率が高いと思っている。

そして、東洋医学を真剣に実践している人がいる一方で、ただ単にお金儲けに利用している人もいる。高額な治療費を取ったり、西洋医学を完全に否定しておきながら、自分が病気になったら病院に行くような人に診てもらうことは、やめたほうがよい。

「宗教・気功・水」とアトピー

日本では信仰の自由が認められているので、宗教は口を出すべき分野ではないが、**宗教は病気を治すために存在しているのではなく、心を救うために存在するものだ**とぼくは理解している。

気功や水をアトピー治療として扱う者がいる。ハッキリ書いておく。**気功ではアトピーは治らない**。そして、**アトピーに効く水などこの世に存在しない**。どんな名前がついていても、水は水以上でも水以下でもない。

「プラシーボ効果」と「ノシーボ効果」

96ページで書いたが、非常に重要なことなので改めて書く。プラシーボ効果（プラセボ効果）とは、有効成分が入っていない本物そっくりの「薬もどき」を患者さんに投与しても、一定の効果が現れる現象である。**要は「暗示効果」だ。**しかし、暗示は一定の割合でどんな病気にも効く。アトピーでも、このプラシーボ効果だけでかゆみが収まるというメタ解析がある（※57）。

これは、大変興味深い報告であると同時に、非常に悪用されやすい結果である。**民間療法で実際は効果のないサプリメントを販売している人にとっては、好都合であることこの上ない。**どんなものでも、プラシーボ効果によってかゆみが収まるのであれば、エビデンスのない高額な水を患者さんに売りつけても、一定の患者さんは効果を実感してくれることになってしまう。

プラシーボ効果の反対を意味する「ノシーボ効果」という考えもある。この薬は効かない、薬の副作用が起きるのではないか？　そういう思い込みがあると、実際に薬が効きにくい、副作用が起こりやすいとする考え方である。

民間療法を推進する人の中には、このプラシーボ効果とノシーボ効果を上手に利用している者がいる。**自分がすすめる治療法はプラシーボ効果が出るように説明し、敵対する標準治療はノシーボ効果が最大限発揮するような説明を行う**ことが多い。

民間療法の効果を魅力的に説明されたとき、患者さんにできることは、それを**鵜呑みにすることなく「それはプラシーボ効果じゃないのですか？」とダイレクトに聞く**ことだ。ここで**相手が体験談を持って反論してくれば、プラシーボ効果の可能性が高い**。きちんと比較して検討していないからこそ、エビデンスとは言えない「体験談」を証拠として出すしかないのだなと判断できる。

また、「これだけ多くの患者さんに効いた。プラシーボ効果では説明がつかない」と言われれば、先ほど紹介した「プラシーボ効果そのものが皮膚病をよくする論文がある」ということを知らない証拠にもなる。

もし「ダマされてもアトピーがよくなるならいいのではないか」と思う人は、まずは「ダマされないでアトピーがよくなる方法」に目を向けてほしい。あなたが誰かからダマされてもよい理由はこの世に1つもない。

第4章

最新医学で一番正しい治し方とステロイドのウソ・ホント

ここから、本書で最も重要な情報を伝えていく。医学の歴史を踏まえた、今、最も正しい治療法のすべてを紹介する。

「脱ステロイド」をやっている方へ

最初にお伝えしたい。今現在「脱ステロイド療法」、いわゆる「脱ステ」を行っている患者さんは、この章を読み飛ばしてほしい。ここから一気に230ページのデュピクセントの説明の部分まで飛んでもらって構わない。

本章を読んでいただきたいのは、次のような方々だ。

- **これからステロイド外用剤を初めて使う方**
- **かつて脱ステをやっていたが、現在は標準治療を受けている方**
- **周りに脱ステをしている人がいる方**
- **今後、脱ステをやろうか悩んでいる方**

脱ステ治療を実践している方に読み飛ばしてほしい大きな理由の1つは、読むと傷つくと思うからだ。そして、きっと怒らせてしまう。ぼくは、誰かを傷つけるためにこの本を書いているわけではない。誰かを助けるために書いている。

ぼくは、外来では標準治療を実践している。ただ、脱ステの患者さんが受診されたときは、普段の診療とはスタイルを変える。ステロイド外用剤をゴリ押しすることは絶対にしない。ステロイドの話すらしないこともある。

まずは、その患者さんがステロイドを頑なに拒否する理由、ステロイドがいやだと思ったきっかけや想いを聞く。本書の冒頭で書いたように、ぼくは、患者さんを脱ステ治療へ向かわせる大きな原因の1つが、医者にあると思っているからだ。

そして、話を聞くとよくわかることとして、脱ステをされている多くの方は、とても苦しい思いをしている。ぼくが「脱ステは間違いです。危険です。今すぐステロイド治療に切り替えてください」などと言おうものなら逆効果で、ますます標準治療から離れてしまうだろうとわかってくる。

だから、脱ステを実践している方へ。もし、あなたの心の中でなにかが変わって、「この章を読んでもいいかな」と思えるときまで、ここからは読まずにいてほしい。

標準治療は「エビデンスレベル最高」の治療法

ここまで、食事や生活環境とアトピーの関係を解説してきた。民間療法に関して、エビデンス論ベースで紹介した。本書の冒頭からここまで読み進めて来た方は、どれもエビデンスの質が十分ではないとか、やってみなければわからないとか個人差が大きいとか、ハッキリしないものばかりじゃないかと感じていると思う。

ここからは、エビデンスの王者といわれる治療法を紹介する。それは標準治療である。**標準治療こそエビデンスレベル最強の治療法だ。**アトピーのような患者さんの数が多い病気では、必ずランダム化比較試験による非常に質の高い研究で効果を判定し、勝ち残ったものだけが標準治療として医療の現場で使われる。

「標準」という表現には「普通な」というニュアンスがあるためか、「特別な治療法よりもランクが下の治療法なのではないか？」と思われてしまうことがある。しかし、そうではない。標準治療こそ、最も信頼するに足る、現在最も効果が実証されている治療法だと覚えておいてほしい。

では、アトピーにおける標準治療とは何か。

ステロイド外用剤による治療である。

治療効果、副作用、費用などあらゆる面を勘案して多くのアトピー患者さんに有益なものがステロイド外用剤であり、この治療法を打ち負かすものはまだ現れていない。全アトピー患者さんが標準治療からスタートすべき理由は、これまでの多くの研究成果に支えられた恩恵を受けることができるからである。

標準治療をまとめたものは、ガイドライン（治療指針）と呼ばれる。ガイドラインは学会で専門家が集まって検討し作成する。そのほとんどが一般に公開されていて、インターネットで「病名　ガイドライン」などで検索すれば誰でも読める。

ガイドライン作成には世界的なルールがあり、近年のガイドラインは２０００年に立ち上げられた「ＧＲＡＤＥシステム」に基づいて作成されていることが多い。この基準に基づく限り、個人的な意見や製薬会社との癒着が入り込む余地はほとんどない。

主治医を信じられなくなったときの「マジックワード」

ぼくの見聞きする範囲では、大多数の医者は信頼してよいと思う。それでも自分の主治医が信じられなくなったとき、つかってほしいマジックワードがある。

それは**「わたしの病気の標準治療はなんですか？」**と聞くことだ。

そのときにきちんと答えられるかどうかで、その医師の医療レベルを確認できる。珍しい病気の場合は標準治療がないこともあるので、その場合は「この治療には標準治療は今のところない」と答えられることが必須だ。

医者の説明する標準治療が、いま自分の行っている治療と異なる場合もある。その場合は、**「先生が先ほど説明した標準治療と違う治療をしてますが、どうしてですか？」**と、理由を聞くのがよい。**このとき、標準治療を完全に否定する医者はやめたほうがよい**。今後、治療を巡ってトラブルが起きる可能性が高いし、トラブルが起きたあと泣き寝入りになってしまう危険性がある。

「筋肉増強剤」とは別物です

それでは、ステロイドの説明をはじめたい。ステロイドは非常に誤解の多い薬なので、一から説明する。

まず、スポーツのドーピングなどで話題になる「筋肉増強剤としてのステロイド」とアトピー治療で使用するステロイドは、別物だ。ステロイドはホルモンの一種であり、ステロイドホルモンは何種類もある。ここで説明するのは男性ホルモンや女性ホルモンなどの「性ホルモン」と、副腎で作られる「副腎皮質ホルモン」だ。

筋肉増強剤で使われるホルモンは、性ホルモンのほうである。ドーピングなどで問題となるのは、男性ホルモンであるテストステロンに倣った合成薬剤のことで、通称「アナボリックステロイドホルモン」と呼ばれるものだ。

一方、**アトピーなど病気で使われるステロイドは、副腎皮質ホルモン**だ。腎臓の上に存在する小さな臓器「副腎」で産生されるホルモンを指す。副腎皮質ホルモンはさらに種類が分かれる。糖質コルチコイド、電解質コルチコイド、副腎アンドロゲンの3種類だ。**アトピーで使われるのは糖質コルチコイドの合成体**である。

本書でここから用いる「ステロイド」は、基本的に、アトピー治療で用いる「副腎皮質ホルモンとしてのステロイド外用剤」のことを指す。

「ステロイドは悪魔の薬」の巨大な代償

ステロイドには、炎症を抑える効果（抗炎症作用）がある。1949年、関節リウマチの患者さんに初めてステロイドを使用し、寝たきりの患者さんが動き出したとニュースになった。この発見以降、ステロイドは膠原病をはじめとする自己免疫疾患に広く使われるようになり、多くの人の命を救っている。

それなのになぜ、これほどまでにステロイドが「怖い」と思われるようになったのか。

実は、そこにはマスコミの影響が大いに関係している。

１９９４年、ぼくが高校生だったころ、テレビの報道番組で「ステロイドの悪影響」が特集された。その番組の中で、**キャスターが「ステロイド薬は悪魔の薬です」と断言してしまった**ことから広まったとされている。放送後、アトピー患者さんはいっせいにステロイド治療を離れ、悪化した状態で皮膚科に飛び込んだ人も多いと聞く。

さらに、その後、ステロイドをめぐる混乱は、収束に向かうどころか拡大していくことになる。**「アトピービジネス」と呼ばれる悪質な民間療法が大量に現れた**のだ。高額なダニ防止寝具や健康食品などで、経済的に、そして肉体的に大きな損失を被るアトピー患者さんが増えた。

混乱に拍車をかけた「間違った副作用」

ステロイドには強さのランクがある。顔などの皮膚の薄いところに強ランクのステロイドを使い続けると、「酒《しゅ》さ様《よう》皮膚炎」という、毛細血管が浮き出て顔に赤みが出る症状を引き起こすことがある（※58）。この**酒さ様皮膚炎で実際に苦しんだ患者さんの情報と、他の副作用やデマが入り混じって報道されたために、大混乱になった**のだ。

なぜ、顔に強いステロイドを塗ると副作用が起きるのか。それは、**ステロイドは、体の部位によって吸収の度合いが変わる**からだ。比較的柔らかい腕の内側の皮膚の吸収度合いを1とした場合、頬は13倍も吸収しやすい。そのため、顔にはなるべく弱いランクのステロイドを使用しなければならない。逆に、足の裏は皮膚が厚く、腕の内側に対する吸収度合いは0・14倍。強いステロイドを塗らないと効果が出ない。

つまり、ステロイドを塗る部位や薬の強さを間違えると、副作用が起きる危険性が当然高まるのだ。1980年代の皮膚科医は、部位に応じて正しい強さのステロイドを処方するということを徹底できていなかった。なお、ステロイドの副作用については、200ページから詳しく説明する。

「肌が黒くなる」のウソ

ステロイド副作用については、明らかに間違った情報やデマも多い。たとえば**「ステロイドを塗ると肌が黒くなる」という説が有名だが、これは間違った情報である。**

ステロイド外用剤とアトピーは、「火事の現場」と「消防」で例えられることが多い。火事の現場に消防隊が駆けつけ消火活動を行う。鎮火に成功した後、火事の現場には焼け焦げた残骸が残る。この火事の現場を見て、「焦げた残骸があるのは消防隊のせいだ！」と言う人はいないだろう。同じように、ステロイド外用剤は皮膚炎を抑えるための「消防」のように働く。**皮膚の色が黒くなるのは皮膚炎そのものの影響であって、ステロイドのせいではない。**

「内服」と「外用」で副作用は異なる

ステロイドを塗ると骨が弱くなり「骨粗鬆症《こつそしょうしょう》」になるというのも、よくある誤解だ。これは「ステロイド内服」での副作用であり、「ステロイド外用剤」では起きない。**内服と外用の副作用を混同しているものには、骨粗鬆症のほか、糖尿病、胃潰瘍、高血圧などがある。**基本的に、ステロイド外用剤による全身性の副作用は、一般的なステロイド使用量で起きることはない。

しかし、大量のステロイド外用剤を使うと、内服と同じ副作用が起きるとの報告がある。全身性の副作用を起こさないステロイド外用剤の使用量の目安は、体重10kgあたり月間15g未満(※59)。**つまり、20kgの体重のお子さんならば、1か月30gまで、60kgの成人ならば1か月90gまで**という計算になる。これより多いステロイド外用剤が長期間必要な場合、全身性の副作用が出ないかモニタリングしながらの投与が必要である。

「経皮毒」という明らかなデマ

ステロイドにちなんで良く聞くデマのひとつに**経皮毒**《けいひどく》というものがある。「皮膚で吸収した合成物質が体の中に吸収され、子宮にたまる」という説だ。

経皮毒は、明らかなデマである。経皮毒の宣伝には「化学物質を用いたシャンプーを使っていたせいで、お産のときに羊水からシャンプーの香りがした」などと言う者がいる。**どの産婦人科医に聞いても、羊水からシャンプーの香りがした経験のある医者はいない。**そもそも人間の体のしくみとして、皮膚から吸収したものはリンパ管の中に入り、最終的に腎臓から尿として排泄される。「子宮にたまる」ことはない。

経皮毒を唱える民間業者の方たちの論法を冷静に聞けばわかる。**彼らは「経皮毒」という言葉で患者さんを脅すことで、自分たちの商品やサービスを販売している。**無添加などの売り文句で宣伝しているが、彼らの商品が安全である保証はどこにもない。何が入っているかまったくわからない商品を使うのは、とても怖いことだ。

ステロイド外用剤「強さのランク」一覧表

ステロイド外用剤は、強さのランクが５段階に分かれている。一番上のランクがⅠ群(strongest)、次にⅡ群（very strong)、Ⅲ群（strong)、Ⅳ群（medium/mild)、Ⅴ群（weak)となる。代表的なステロイド外用剤は、１７９ページの図の通りだ。皮膚科医がステロイドのランクをどのように使い分けているか、ぼくの経験から説明していく。あくまでも個人の経験と使い方であり、他の考えをもった皮膚科専門医もいることをあらかじめ断っておく。

ステロイド外用剤は、体の塗る部位と湿疹のひどさによって使い分ける。

すでに触れた通り、体の部位によってステロイドの吸収は異なる。腕の内側からの薬の吸収度合いを1とすると頬は13倍と高く、一方で足の裏は0・14倍と低い。つまり、顔はステロイドが弱くても十分に効く可能性があり、足の裏はステロイドを強くしないと効きが弱いこと言える。

一般的に、体や手足にできた湿疹はⅢ群（strong）のリンデロンVやベトネベートなどで治療することが多い。少しひどい場合にⅡ群（very strong）のマイザーやアンテベートなどを使う。よっぽどひどい場合に限りⅠ群（strongest）のデルモベートなどを使うこともあるが、副作用の観点から長期使用は避けることが多い。

また、顔や陰部に関しては、薬の吸収が良いのでⅣ群（medium/mild）のロコイド、キンダベート、アルメタなどを使うことが多い。Ⅴ群（weak）を使うことは、実際にはほとんどない。

手のひらや足の裏は、皮が厚いため、体に使うときの基準の1つ上のランクを選択す

ステロイド外用剤の強さと種類

ステロイドの強さ		主な商品名（五十音順）
強	I群 strongest	ジフラール　ダイアコート　デルモベート
↑	II群 very strong	アンテベート　シマロン　テクスメテン　トプシム　ネリゾナ　バンデル　ビスダーム　フルメタ　マイザー ※　リンデロンDP
	III群 strong	アドコルチン　エクラー　ザルックス　フルコート　プロパデルム　ベトネベート　ボアラ　メサデルム　リンデロンV
↓	IV群 medium/mild	アルメタ　キンダベート　ケナコルトA　リドメックス ※　レダコート　ロコイド
弱	V群 weak	プレドニゾロン

・ステロイド外用剤は、上の表のように、強いものから順にI群～V群の5段階に分類されています。
・※のついている薬は他の群に分類される場合があります。

る。なお、**赤ちゃんは皮膚が薄いため、弱い外用剤で十分効果が出る。**重症の場合に限り、強いランクを使うこともある。

ポイントは、**症状よりもちょっと効果の上回るステロイドの強さを選ぶこと**だと思っている。湿疹とは皮膚の火事のようなもので、ステロイドは消防隊にあたる。火を消すためには、火の勢いより強い効果を持つステロイドを使わないと消火できない。怖がって弱い薬を塗っていると、いつまでも火は消えない。とはいえ、庭の焚き火に消防隊のホースはきつすぎる。そのため、「炎症よりもちょっと強め」のステロイドを使うのがコツである。このあたりの加減が、皮膚科医の腕の見せどころでもある。

ステロイドの「正しい用量」

一般にあまり知られていない重要なこととして、ステロイドは「塗る量」が決まっている。正しい用量を示すための概念として**「FTU（フィンガー・チップ・ユニット）」**がある。FTUとは、**大人の人差し指の一番先から第一関節に乗る量（約0・5g）を指し、この量で「手のひら2枚の範囲」に軟膏を塗るのが適量**とされている。

ＦＴＵという概念には、生まれた理由がある。それは、ぼくたち医者が想像している以上にアトピー患者さんが外用剤を十分な量を塗っていなかったからである。医者が思った以上に塗られていない。塗る量が少ない。しっかり塗らなければ、治るものも治らない。もちろん軟膏チューブの大きさによって絞り出される薬の量は違うし、手のひらの大きさは人それぞれだから、ＦＴＵは「最低限これくらいは塗ってほしい」という目安である。

ただ、「チューブを第一関節まで絞り出して両手のひら分」というと、ぼくのような面倒くさがり屋にとってはちょっとややこしい。実は、もっと簡単な方法がある。**軟膏を塗った部分にティッシュペーパーを１枚貼り付け、落ちないくらいの量を塗ればよい。**ティッシュがペタッとくっつく量が、最低限塗る必要がある量だということだ。やってみると、意外とたっぷり塗らなければいけないことがわかるはずだ。

標準治療であるステロイド治療を選んでいる患者さんでも、多くの人がおっかなびっくりで塗っている。しかし、**十分な量を、十分な期間塗らずにいると、結果としてダラダラと治らずに副作用だけが目立つことになりかねない。**

ステロイドを塗る期間と「プロアクティブ療法」

アトピーがひどくなってから慌ててステロイドを塗り、治り切る前にやめてしまう。そんな経験はないだろうか。治療が後手に回り、いつまでたってもダラダラと皮膚炎が続いてしまう状態をよく見る。こういう治療法を**「リアクティブ療法」**と呼ぶ。アトピーの症状に反応してステロイドを塗る、いわゆる「対症療法」だ。

これに対する治療法として**「プロアクティブ療法」**がある。プロアクティブ療法は、次のような経過をとる。

- アトピーが悪化したら、強いステロイドを塗って一気にしっかり抑える

←

- 1~2週間、毎日しっかり塗る。かゆくなくなっても塗ることをやめない

←

- その後、1日おきに間隔を空けて1~2週間塗る

←

プロアクティブ療法が望ましい理由

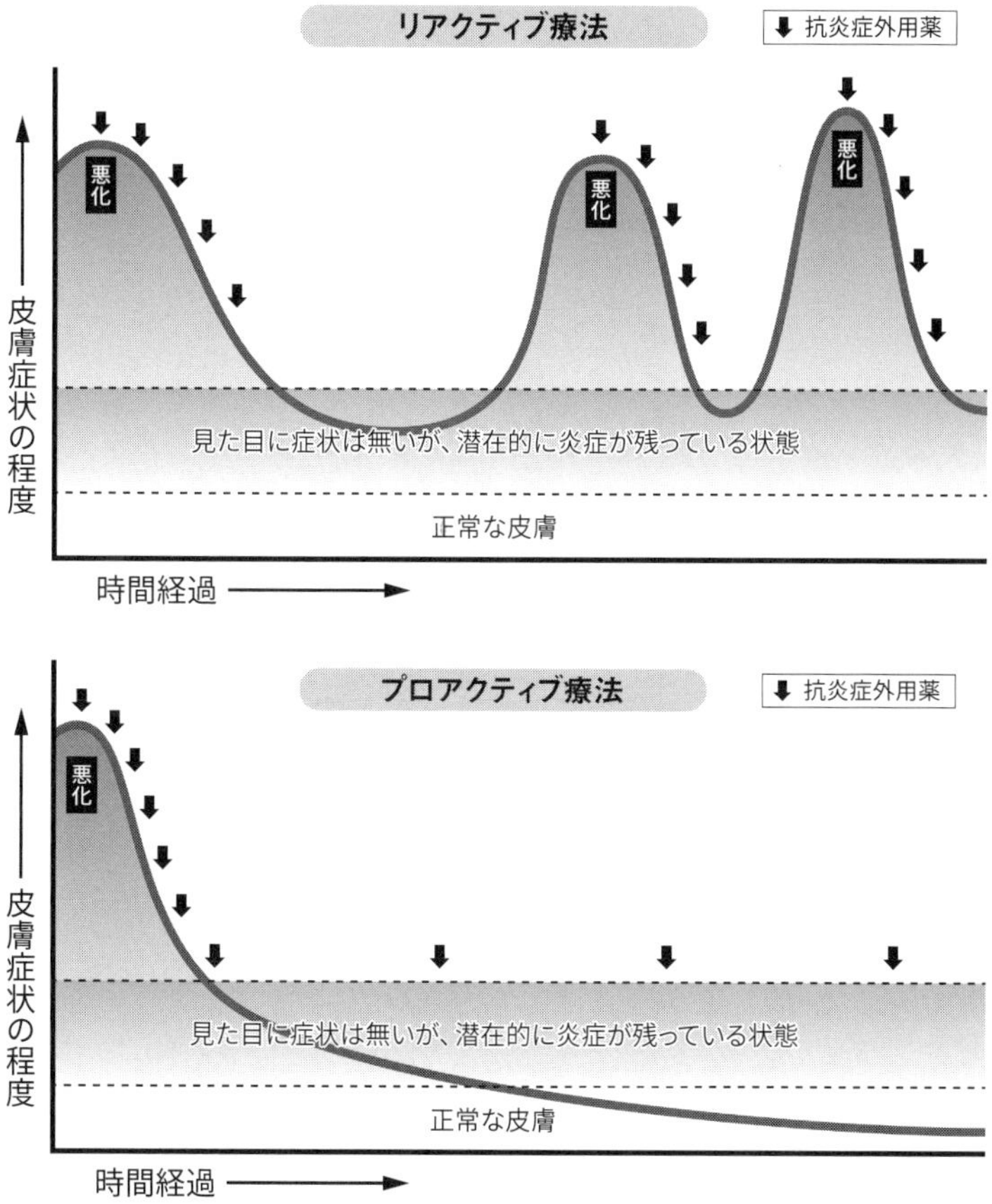

出典：アトピー性皮膚炎診療ガイドライン2018より

・さらに1週間に1、2回に間隔を空けて1〜2週間塗る。確実に治ったところでステロイドをやめる

↓

・ステロイドを塗らない期間はしっかりと保湿をする。保湿を続けることで、アトピーの再燃を抑えることが可能になる

このように、**FTUとプロアクティブ療法を組み合わせて治療し、徐々にステロイドを減らして、最終的には保湿剤のみでアトピーが起きなくなるようにするのが、ステロイドを使用した標準治療の王道ステップ**である。

プロアクティブ療法は、子どものアトピーで特に効果を発揮する。プロアクティブ療法を実践した重症のアトピー患児では、アレルギーの値を示すIgEが低くなることが報告されている(※60)。またプロアクティブ療法を行うことで、食物アレルギーを予防できる可能性もある。

さらに、プロアクティブ療法を行うことでハウスダストに対するアレルギーが抑えら

れる可能性もある（※61）。赤ちゃんの頃に、きちんとアトピーの治療をしておけば、その後に起きるさまざまなアレルギーなどを予防できるデータが蓄積されているのだ。

SNSやネットでは、この最新医学に逆行するように、**「アトピーを悪化させて体の毒を出すとよい」という信仰**を見かける。これはアトピーを治すどころかアレルギーマーチをわざわざ起こしやすくして、**お子さんがアトピー以外のアレルギーになる可能性を高めているだけ**である。

アトピーを治す上では、子どもの間が一番のチャンスであるし、他のアレルギーを起こさせない準備ができる時期だ。この大事な期間にしっかりアトピーやアレルギーを予防できるよう、医学的根拠のある知識を身につけてほしい。

ステロイドは「風呂上がり」に塗るといい

ステロイドを塗るタイミングは、**お風呂上がりが一番よい**。湯船に浸からなくても、シャワーを浴びたあとでもいい。**水分をさっとタオルで拭き取って、時間をおかずに**

薬を塗るほうが効果は高いとぼくは考えている。

お風呂上がりは皮膚の水分量が高い。カサカサ肌の人でも、お風呂上がりだけはしっとりすることが多いだろう。皮膚に吸収した水分を蒸発させないためにも、しっとりとした段階で薬を塗って、油で皮膚をコーティングさせてあげるのがよい。薬の浸透度だけでなく保湿効果も高いお風呂上がり直後に薬を塗る。朝も、シャワーを浴びた直後に塗る。この習慣は絶対に身につけたほうが良い。

「軟膏」「クリーム」「ローション」どのタイプが最も効くか？

ステロイドには軟膏とクリーム、そしてローションと3つのタイプがある。皮膚に浸透する「透過性」を検討した試験では、クリームのほうが軟膏に比べて8倍優れていたと報告された。また、欧米では、軟膏が一番抗炎症効果が強く、次にクリーム、最後にローションと考えられている。日本の研究では、軟膏に比べ、クリームのほうがやや効果の弱い傾向があるが、絶対に弱いと言い切れるほどの差ではなかった。

このように、データとしては、クリームと軟膏どちらが強いとは言い切れないのが現状である。では、どのように使い分けるか。ぼくは、**ベトベトするのが気にならないなら軟膏を使い、気になるようであればクリームを使う**ことをすすめている。

軟膏でもクリームでも、塗る量はFTUに従って十分な量を塗る。そして、**どちらの場合でもすり込んで塗ってはいけない。やさしく広げるように塗るのがポイントだ。**薬を皮膚にすりこむと、その刺激だけで皮膚がかゆくなることがある。こすりすぎて皮膚を傷つけてしまうこともある。さらに、**すりこめばすりこむほど、薬は皮膚の溝にたまり、効果は不均等になる。**いずれにせよ、軟膏もクリームをすりこんで塗ってはいけない。

すり込まずに塗ると、軟膏のほうがややベトベトするが、皮膚への付着時間は長くなる。クリームは軟膏よりベトベトしにくいが、すぐに取れてしまう欠点がある。どちらがいいと断言できない部分だが、**少しでも効かせたいなら軟膏のほうがよい**だろう。

「リバウンド」のエビデンス

1990年代、ステロイドバッシングが起きたとき、「長期間使っていたステロイドを突然やめると、リバウンド（反動）が起きてアトピーが悪化する。だからステロイドはこわい」という意見が主にネット上で広まった。

ステロイドの**リバウンドは「ステロイドの飲み薬」でよく知られる現象**である。ステロイドの内服中は、自分の体の中で作られるステロイドホルモンの産生が抑えられる。そのため、急にステロイドをやめてしまうと、症状がこれまで以上に悪化してしまう。この状態をリバウンドと呼ぶ。

では、「ステロイドの塗り薬」でも同じようにリバウンドが起きるのか。ステロイドバッシング当時「ステロイド外用剤にはリバウンドがない」という専門家が多かった。当時は、十分な医学的な解析がされていなかったのだ。その後いくつかの論文から、**ステロイド外用剤でもリバウンドは起こりうることがわかってきた**（※62）。

脱ステロイドを実践していた患者さんからは、かねて「ステロイドの塗り薬でもリバウンドがある」と声が上がっていた。そして、長期間ステロイドを使い続けたアトピー患者さんが、脱ステすることで急激に悪化する症例が全国でいくつも発生したことで、「ステロイド外用剤でもリバウンドは起きるだろう」という意見が、当時も専門家の中から出ていた。

しかし、そのとき、**多くの皮膚科医が「ステロイドのリバウンドではなく、アトピーそのものが悪化しただけ」とする主張を展開した。これこそが、ステロイドを巡って皮膚科医と患者さんが対立した大きな原因だとぼくは考えている。**

「自分の体のことは自分がよくわかっている」とよく言われる。とりわけ重症のアトピー患者さんは症状との付き合いが長いため、自分の皮膚の小さな変化を見抜く力が抜群に高い。そういう患者さんにとって「リバウンドはない」という医者の主張は、「悪いのは患者である」というメッセージとして伝わっただろう。このことが医者と患者の断絶を深めた一因になったことは間違いないだろう。

そんな偉そうなことを言うぼくも、もし当時のステロイドをめぐる混乱に対応する立場にあったら、間違わずに判断できたかは自信がない。だから、いち皮膚科医として謝りたい。あの当時、「ステロイドでリバウンドが起きる」と訴えていた患者さんの声をちゃんと聞くことができず、申し訳なかったと思う。

現在は「ステロイド外用剤にもリバウンドが起きる」という理解が医者に広まりつつある。ステロイドをむやみに長期間だらだら塗ることや、急にやめることを推奨する医者はほとんどいない。確かに言えることは、先述の**プロアクティブ療法を正しく行うことで、リバウンドで苦しむ人は昔に比べ少しずつ減っている**ということだ。

「長期間使うと効かなくなる」のエビデンス

「ステロイドを使い始めた時と比べて、効かなくなっている」。ステロイドバッシングが盛んだったころ、アトピー患者さんからそんな声が上がった。現在も、同じことを訴えるアトピー患者さんは多い。

もともと、ステロイド外用剤の強さは、ステロイドが持つ効果の1つである「血管収縮能」で評価されてきた。血管収縮能は、ステロイドを続けていくとたしかに弱くなるのだ。そして、ステロイドを中止すれば、血管収縮能は回復する。

しかし、皮膚の炎症に関しても同じように効果が弱まっていくのかは、2019年現在、十分なエビデンスはない。

そもそも、ステロイドを使い続けて副作用が起きないように、プロアクティブ療法が提案されている背景がある。プロアクティブ療法がうまくいけば、保湿剤だけでアトピーを再燃させないことが可能だからだ。もし効かなくなったとしても、ステロイドを中止する期間が持てれば、ステロイドの効果は回復する。

ただし、FTU、プロアクティブ療法、適切な薬剤の選択などすべて完璧にやっても、ステロイドで治療がうまくいかない重症患者さんもいる。そういう方たちは、ぜひ第5章の新薬の解説を読んでいただきたい。

「ステロイド中毒」「ステロイド依存症」のエビデンス

ネットでみかける噂の1つに「ステロイドを塗りすぎるとステロイド中毒になる」というものがある。「ステロイド依存になるのではないか」と心配する患者さんも多い。

この点に関しては、皮膚科医の反論とアトピー患者さんの不安が嚙み合っていないために誤解が生まれやすいので、少し詳しく説明する。

皮膚科医は「ステロイド中毒やステロイド依存はない」と反論する。この根拠は、依存症の医学的定義が**「ある特定の物質の使用をほどほどに抑えられない状態に陥ること」**であるため、ステロイドはこれに当てはまらないからだ。つまり、「医学的な定義」を根拠に「ステロイド依存はない」と言う。

それに対して「ステロイド依存がある」と訴えるアトピー患者さんは**「長期間の外出でステロイドを忘れた場合や、ステロイドが切れて次の病院に行くまでの期間にアトピーが悪化してしまう不安な状態」**を指して、ステロイド依存やステロイド中毒という言葉を使っていることが多い。

医学的に「ステロイド精神病」というものが存在する。ステロイドの飲み薬を比較的大量に治療で使った場合（プレドニゾロン換算で1日40㎎）に起きる副作用で、うつっぽくなったり、妙にテンションが上がったり、躁鬱状態になる。

しかし、**ステロイド外用剤で使用量を守っている場合に、ステロイド精神病がおきることはないと思ってもらってよい。**つまり、ステロイド外用剤で精神的もしくは脳に影響を与えることはない。

「依存症」を誤解しない

少しアトピーと別の話をする。ぼくは「群発性頭痛」という病気を高校生のときに発症して、40歳を過ぎた今も苦しめられている。

群発性頭痛は「殺人頭痛」とも呼ばれ、この頭痛だけで自殺してしまう人がいるほどの激しい痛みに襲われる。また、「群発地震」という言葉もあるくらいに、一定期間に集中的に頭痛が起きる。

具体的には、目の奥をドライバーでえぐり取られるような痛みが数時間持続する。この痛みは、じっとおとなしく耐えられる程度のものではない。寝ているときに群発性頭痛の発作が起きれば、ベッドの上で数時間のたうち回ることになる。痛みのあるほうの目を取り出して、激痛を押さえつけたい衝動に駆られる。

痛み止めもいっさい効かない。ロキソニンやボルタレンの坐薬も試してみたが、まったく効果がない。これが、1年の数か月間、1日に1、2回、毎日必ず起きる。1回の発作が過ぎても、また明日発作が起きるのを知っているから、日々恐怖である。

それが4年ほど前、群発性頭痛の専門医に診てもらってから、状況は一変した。注射の特効薬があったのだ。発作が起きたらすぐに注射を打てば、痛みはゼロに消える。もう魔法のような薬だ。ぼくの生活は、この注射のおかげで劇的に改善した。

言い方を変えれば、もう、注射のない生活に戻ることはできない。国際学会の出張では必ず注射を持参する。一度、注射を忘れてしまったときがある。かなり焦って、それ以来「注射を忘れてしまうのではないか」という恐怖が常にある。

お伝えしたいのは、医学的に、ぼくのこの状態は「依存」ではないということだ。注射のおかげで普通の生活が送れるようになり、注射がなければ病気で苦しむ状態に戻る。あの苦しみはもう二度と味わいたくないので、注射を切らさないように注意している。それは「依存」ではない。

アトピーの患者さんが**「もう湿疹がひどい状態には戻りたくない」という気持ちからステロイド治療を実践しているとしたら、それは依存ではない。**むしろ、病気で苦しんでいたときより、今のほうがずっと過ごしやすくなった証拠なのだから。

ステロイドに「保湿剤」を混ぜてよいのか？

ステロイドは、保湿剤と一緒に処方されることが多い。病院で処方される保湿剤は、だいたいがワセリンとヒルドイドだろう。保湿剤は、ステロイドと別々に処方されることもあれば、混ぜて処方されることもある。なぜ医者によって処方が異なるのか、効果はどのように変わるのか、気になっている人も多いと思う。

結論として、皮膚科の世界では、**ステロイドと保湿剤は混ぜないで処方するのが一般的**とされている。つまり、別々で出すほうが普通だ。

混ぜない理由はいくつかある。まず、ステロイドを保湿剤と混ぜると効果が変わる危険性が指摘されている。保湿剤で薄めればステロイドの効果が弱まるように思うかもしれないが、実際に報告されているデータは逆だ。**保湿剤で薄めたほうがステロイドの効果が強くなる**ことがある。一方、**ステロイドを薄めても副作用は変わらない**ため、わざわざ混ぜる必要がないと考えられているのだ。

また、薬の安定性の面でも、混ぜないことが勧められている。たとえば、保湿剤の1つであり、尿素剤である「ウレパール」は、他の薬を混ぜると効果が半分近くに減少し、分離しやすくなる。また、保湿剤とステロイドを混ぜると、長持ちしなくなる可能性も高い。これらの理由から、「ステロイドは保湿剤と混ぜないほうが良い」というのが、皮膚科医が教わっている教科書的な結論だ。

しかし、実際のところは混ぜて処方することが多い。これはひとえに、**医者が「患者の塗る手間を省くこと」を考えた結果**である。たとえば全身に薬を塗らなくてはならない場合、ステロイドと保湿剤を別々に塗るという作業は、かなり時間を要する。１つにまとめてしまえば、塗る時間は半分になる。

根気よく分けて塗れる人は、ステロイドと保湿剤を別々に塗るとよい。塗るのが面倒だと感じていたり、時間がなかなかとれない患者さんに無理に別々に処方すれば、塗るべき量を塗らないで治療を長期化させてしまう可能性もあるため、混ぜて処方することが多い。患者さんの性格とライフスタイルによって処方を変えているのが、皮膚科医の実情である。

ステロイドと保湿剤、どちらを先に塗るべきか？

ステロイドと保湿剤を別々に処方された場合に、「どちらを先に塗れば良いのか？」という質問をよく受ける。効果を考えた場合、どちらが先でも良い。塗る順番を検討した研究もあり、**ステロイドを先に塗っても後に塗っても効果に差がなかった**との報告がある(※63)。

ぼく個人の意見としては、保湿剤を先に塗ったほうがステロイドの伸びが良いと感じるため、保湿剤を先に塗るように指導している。ただ、塗る順番は効果に影響しないため、自分が好きな順番で塗ってかまわない。

ステロイドは「いくら塗っても大丈夫」なのか？

先に触れたように、いくつかの研究によれば、ステロイドは、**すべての年齢において「体重10kgあたり月間15g未満」であれば、糖尿病や胃潰瘍、骨粗鬆症などの全身の副作用は起きない**とされている。20kgの体重のお子さんなら1か月30gまで、60

kgの成人なら1か月90gまでの計算になる。

もう少し厳密に知りたい人のために、ステロイドの強さによって全身の副作用が起きる可能性はどれように変わるのかを紹介したい。

179ページの表における**最強ランクのステロイド（storngest）の場合、大人は1日10g以上、子どもは1日5g以上使うと、副腎皮質の機能が抑制されてしまう可能性がある。**同様に、2番めに強いクラス（very strong）の場合は、大人では1日20g以上、子どもは1日10g以上。それ以下のランクでは、大人では1日40g以上、子どもが1日15g以上使用した場合、全身の副作用が出る可能性がある。

1つ気をつけるべきことは、ステロイドを塗った後で、ラップを巻いたりして患部を密閉する「ステロイドの密閉療法」を実行する場合、血液への吸収が上がるため、右に書いた量の3分の1以下で、全身に影響が出ることがある。密閉療法は、かなりひどい湿疹に対して短期間行うことはあっても、長期に続けるには十分な注意が必要である。

本当に正しい「ステロイドの副作用」

一般の方が知っておくべきステロイドの副作用は3つある。

① 長期使用で皮膚が薄くなる
② 毛が濃くなる
③ ニキビができやすくなる

これら皮膚におきる副作用を**「局所的な副作用」**と呼び、ステロイドの飲み薬や、先ほど紹介したステロイド外用剤の過剰な処方で起きる**「全身の副作用」**とは別のものだ。ステロイド外用剤は、医者の管理下で外用を続けていれば、全身性の副作用が起きることはまずない。

さて、3つの副作用を順番に解説していく。まずは①の長い期間塗り続けると皮膚が薄くなる副作用は、重症のアトピー患者さんが苦しむことの1つだ。皮膚が薄くなると、ささいな外傷で傷になりやすく、内出血も起こりやすくなる。傷はばい菌やウイルスの感染源にもなる。

これからアトピー治療をするお子さんには、プロアクティブ療法を実践することで皮膚が薄くなる副作用は防げる可能性が高い。また、すでに皮膚が薄くなってしまったアトピー患者さんは、プロアクティブ療法を実践しつつ、第5章でまとめて紹介している新薬に切り替えていくことで、皮膚が元通りに改善する可能性がある。

ぼくの経験則ではあるが、ステロイドの塗り薬で皮膚が薄くなってしまったアトピー患者さんに、新薬の「デュピクセント」を注射したところ、ステロイドが保湿剤のみに変更できただけでなく、皮膚ももとに戻った。今後は、アトピーの悪化時や急性期の治療薬としてステロイドが活躍し、長期的な維持には新薬、という流れができるかもしれない。

②の毛が濃くなる副作用については、決して毛むくじゃらになるというわけではない。「ちょっと毛が濃くなったな」と感じる程度である。どうしても気になるようであれば剃ってよい。毛剃のクリームで、かぶれないように気をつけて剃れば問題ない。

最後に③。アトピーが顔にできやすい患者さんは、ステロイドを顔に塗ることでニキビにも悩むことが多い。ニキビの治療を並行して行うのが理想ではあるが、最近のニキビ用の薬には過酸化ベンゾイル（BPO）という成分が含まれていることが多い。**この成分が入っているニキビ薬はアトピー患者さんの肌には刺激が強く、ときに顔が真っ赤に腫れてしまうこともある。**そのため、どうしてもニキビの治療は後回しになってしまうことが多い。

ニキビの部分にはステロイドを塗らないほうが良い。少し手間はかかるが、ニキビの部分を避けるようにステロイドを塗り、ニキビの部分にはニキビの薬のみを塗るようにする。場合によっては、ニキビは抗生物質の飲み薬で治す選択肢もある。

「顔」に塗るときは専門医の指導が必要

顔のアトピーには、ステロイドを2週間以上連続で使い続けることは避けたほうがよい。短期間でしっかり治して、保湿剤かプロトピック軟膏（223ページ参照）で維持することが望ましい。あまり長期間使い続けると、先述の酒さ様皮膚炎を引き起こすことがある。赤みが改善しない場合は、皮膚科専門医の診察が必要だ。

また、**目の周りにステロイドを長期間塗り続けると、緑内障を発症する危険性がある。**緑内障は眼圧があがって見えにくくなったり、視野が狭くなってしまう病気だ。ステロイドそのものに眼圧を上げる作用があると考えられており、目の周辺にはダラダラとステロイドを塗り続けることは避けたい。

なお、アトピー患者さんが気をつけるべき眼の病気に白内障がある。目をこすったり叩いたりすることで起きるアトピーの合併症だ。**目の周りのアトピーはちゃんと治療しておかないと、寝ている間にこすり続けたり、無意識に目の周辺を叩いたりして、白内障を引き起こしやすくなってしまう。**

ステロイドが怖いからという理由で塗らないでいると、子どもの眼に障害が残ってしまう可能性があるため、注意が必要だ。ぼく自身、子どもの頃に目の周りをかきすぎたせいで、今でも軽度の白内障がある。

ここからは、頻度は少ないが、知っておくとよい副作用を伝えていく。「こんな副作用もあるんだ」くらいに思ってもらってよい。

ステロイドを原因とした「かぶれ」

そもそも、かぶれの治療にステロイドを使うのだから、変な話ではあるが、ステロイドの塗り薬を原因にしたかぶれが起きることが、ごくまれにある。正確な数字は不明だが、1年間で数例程度、学会でも報告があるのだ。正しくステロイドを塗ってもなかなかよくならなかったり、塗っているうちに悪くなってきた場合、ステロイドによるかぶれの可能性を、少しだけ考えてみてもいいだろう。

ただし、ステロイド外用剤は、抗生物質など、ほかの成分が混じっている場合もある。たとえば「リンデロンVG」というステロイドには「ゲンタシン」という抗生物質が含まれている。リンデロンVGにかぶれた場合、ステロイドの成分でかぶれたのかゲンタシンにかぶれたのか、それぞれパッチテストという検査で判定するしかない。

決して**「かぶれたからもうステロイドは使わない」と素人判断することのないよう、まずは皮膚科医に相談**してほしい。

「水虫」にステロイドを塗ると悪化する

副作用ではないが、ステロイドを塗ってもどんどん悪化してしまうとき、カポジ水痘《すいとう》様発疹症《ようほっしんしょう》という感染症にかかっている場合もある。これはヘルペスウイルスが皮膚に感染した病気で、アトピーが悪化したときにとくに起こりやすい。**アトピーが悪化すると皮膚のバリアがひどく破綻していて、ウイルス感染を起こしやすくなってしまう**ためである。カポジ水痘様発疹症はヘルペスに対する薬が必要であり、しばしば入院して点滴加療をしなくてはいけないときもある。

基本的に、感染症に対してステロイドは逆効果で、むしろ悪化する。これはステロイドの持つ抗炎症作用が、ばい菌やウイルスを攻撃する免疫力を弱めるためである。

水虫も、ステロイドを塗ると悪化する。ステロイドを塗ってよくならなかった場合や、むしろ悪化してきた場合はステロイドによるかぶれやカポジ水痘様発疹症の可能性もある。我慢せずに皮膚科を受診してもらいたい。

赤ちゃんにステロイドを使ってもいいの？

ステロイドは子どもにも使える薬だ。赤ちゃんでも安全性が確認されている。

小さいお子さんが眼の周りにステロイドを塗るときは医師の指示のもと慎重に外用したほうが良いが、体に塗る分にはしっかりとFTUを守ってプロアクティブ療法を実践するのが望ましい。ステロイドを使って正しく治療すれば、アトピーが大人になる前に治る可能性が高い。

妊婦や授乳婦もステロイドを使っていいの？

まず、**アトピー患者の妊婦さんは、半数以上が妊娠中に悪化する**との報告がある(※64)。現実的に妊娠中にステロイドを塗らないと湿疹はますます悪化し、カポジ水痘様発疹症を起こす危険性もある。**妊娠していても、医者の指導のもとで、ステロイドは塗ったほうがよい**と考える。

それよりも、多くの妊婦さんにとって最も気になるのは「お腹の赤ちゃんに影響はないのか？」ということだろう。これに関しては、いくつか報告を紹介する。

まず、奇形や口唇口蓋裂に関しては、ステロイドを塗ったからといって増えることはないとされる。一方、「胎児の発育に関しては影響が出るかもしれない」とする報告がある。アメリカの皮膚科学会によれば、妊娠後期で very strong クラス以上のステロイドを300g以上使う場合は注意が必要との記載がある(※65)。**強めのステロイドを使いすぎるとお腹の赤ちゃんの成長に影響が出るかもしれない、**ということだ。

しかし、「赤ちゃんの発育に影響が出るかもしれないから」と脱ステに走るのはさらに危険だ。脱ステで使われることが多い、ステロイドの代わりの外用剤に「コールタール」がある。**コールタールは発がん性のリスクがあり、妊婦さんでなくとも使わない**ほうがいい。コールタールで胎児死亡が増加する報告もある(※66)。

コールタールと同様、脱ステで使われるものに「モクタール」がある。モクタールの妊婦さんへの影響を調べた論文はない。**論文がなにもないということは、安全かどうかさっぱりわからないということ。**ステロイドの代わりに使うのはぼくなら勧めない。

以上のことから、**妊婦さんにはステロイドの強さはstrongクラスに抑えて、量も多くなりすぎないように使うのが良いと思う。**もちろん、これは症状に合わせて臨機応変に対応すべきところなので、主治医と相談してほしい。

医療従事者がよく使う言葉「リスク（危険性）とベネフィット（利益）」を天秤にかけて、いまの症状ならステロイドをしっかり使ったほうが良いのか、保湿剤だけで経過をみるのか、それぞれの症状に合わせて専門家に判断してもらうのが良い。

授乳婦さんの場合、**ステロイドを体に塗って母乳として出てくる量はほとんど無視して良い。**なぜなら、母乳にはすでに一定量のステロイドが含まれているからだ（※67）。ただ、**乳首に強いステロイドを塗ると赤ちゃんが直接なめてしまうことになるので、**

そこだけは注意していただきたい。その他の炎症部位は、ここまで説明したとおり「しっかり、たっぷり、こすらないように塗る」で問題ない。

ステロイドの正しい「保管方法」

ステロイドの保管場所は、一般的に部屋の中の温度で問題はない。ぼくは**保管場所を聞かれたら「日陰の涼しい場所」**と答えている。暑すぎる場所で保管すると、ステロイドの成分が軟膏の中で分離する。夏場の車の中などは注意が必要だ。

あまり知られていないこととして、**軟膏は素手で触るとばい菌が繁殖する。**手の上ではなく、軟膏の入れ物で繁殖する。保湿剤とステロイドを混ぜたときに、軟膏ツボと呼ばれるもので処方されることが多い。青い蓋だったりオレンジの蓋だったりいろいろと種類はある。

この**軟膏ツボの中に素手をつっこんで体に薬を塗るのはできればやめたほうが良い。**薬の中にばい菌が繁殖することが報告されている（※68）。東京慈恵会医科大学小児科の堀向健太先生は**スプーンやスパチュラで軟膏をすくって使う**ことを推奨している。

ジェネリックのステロイドを使っていいの？

ステロイド外用剤をジェネリックに変更するかどうかに関しては、皮膚科医と薬剤師の間で意見が対立することが多い。

皮膚科医は、ステロイドをジェネリックに変えると効果が減弱すると考えていることが多く、薬剤師はジェネリックでも効果に差はないと判断しやすい。そのため患者さんは、病院の医師と薬剤師との説明の違いに混乱することがある。皮膚科医と薬剤師にそれぞれ根拠となる論文や報告がある。参照しているエビデンスが異なることもあり、意見がわかれてしまうことがある。患者さんの実感としても、先発品の方が効きやすいと感じる人もいるだろうし、ジェネリックでも変わりないという人もいる。

ぼくの意見としては、**先発品とジェネリックの差は、あっても「軟膏とクリームの差」かそれ以下**だと考えている。先発品とジェネリックに成分の差はない。外用剤の場合、差があるのはステロイドの成分以外の基剤《きざい》の部分だけである。基剤が違えば、薬の浸透度に差が出ることもある。

また塗りやすさにも微妙な差が出るかもしれない。ただ、あっても本当にわずかな差であるため「ジェネリックに変えたあとにアトピーが悪くなった」と思う場合は、薬よりも先に他の影響を考えたほうがいい。ダニやほこりにいつもより多く接触したことはなかったか、花粉は大丈夫か、汗をかいて放置してないか、乾燥したままで保湿剤を塗ってないのではないかなど、薬以外の悪化の原因を探ってほしい。

「まずはステロイド」と考えてよい

ここまで見てきたように、ステロイドに関しては、いろいろな人がいろいろなことを言っている。「子宮にたまるからやめたほうが良い」とか、「ステロイドは一度使うと体が覚えて廃人になる」という言説は、明らかな嘘だしデマだ。

しかし、「ステロイドを使っても結局アトピーは治らなかった」「ステロイドの副作用で苦しんだ」と主張する患者さんの直接の声を無視してはいけない。

ステロイドを使って**治療がうまくいっている方の声は聞く機会が少ないため、どうしても苦しいことや不満のほうが声に出やすく、情報として拡散しやすい**。だからこそ、ステロイドを使っている方や、これから使う方は、ここまで説明してきた正しい知識を身につけてほしい。明らかな嘘を疑い、判断に悩む情報があれば、主治医に相談してほしい。

ステロイドの怖さを強調して自分の商品を売る人がいる。

自分が経験した副作用で他の人も苦しまないよう善意から情報発信する人がいる。

ステロイドを必要以上に怖がって、標準治療をやめて苦しんでしまう人がいる。

ネットの情報だけでステロイドをやめてお子さんに成長障害をきたす人もいる。

立場や見方が違う人が、それぞれ発信しているのがステロイドをめぐる状況だ。何度も言うが、多くのアトピー患者さんはステロイドを使った標準治療でよくなる。お子さんの場合は、ステロイドを正しく使って治療していけば、ステロイドなしの生活を送れる可能性が高い。

まずは、標準治療をしっかり行うことが最優先だ。アトピーの標準治療は、厳密に言うと、本章でお伝えしてきたステロイドを中心に、保湿、プロトピック、紫外線治療、ネオーラル、デュピクセントまでを含む。

そこで、次の章からは、ステロイド以外の標準治療に関して解説する。

第5章　その他の治療法と新薬について

ここまでお伝えしてきたことが、現在の医療で最も正しいと言えるアトピーの治療法だ。しかし、アトピー医療は発展途上である。それは、ステロイドだけで100％治ると言い切れないことと、新しい治療法が開発途上にあるという2つの意味を併せ持つ。

「保湿」は皮膚から侵入してくる敵への「バリア」になる

保湿は、アトピーを予防する上で非常に重要だ。本書では、あらゆるアトピー患者さんが「最終的に保湿だけしていればよくなる状態」になることを目指している。

まず、保湿の重要性を理解しやすくするために、少しだけ専門的な話を紹介したい。

人の体には、ウイルスや細菌を「敵」と認識して攻撃する免疫システムがある。敵が体の中に侵入してきたとき、2つのステップを経て敵と戦う。まず敵の特徴を覚えて敵として認識し、次に、認識した敵を攻撃するのだ。

人間の免疫システムは複雑にできていて、敵を攻撃するパターンがいくつもある。たとえば、がん細胞を攻撃するときは「キラーT細胞」と呼ばれるリンパ球が主に働く。寄生虫が侵入してきたときは「ＩｇＥ」が主に働く。

免疫システムが敵を覚えるのにもルールがある。なかでも大事なのは、外から侵入してくるものが敵か味方かを見分けることだ。もし、体の中に入ってくる食べ物をすべて敵だと人体が認識してしまえば、人間は一切栄養がとれなくなって死んでしまう。そこで「口から入ってくるものは安全なもの」として免疫システムは対応している。これを**経口免疫寛容**《けいこうめんえきかんよう》という。

一方、皮膚から侵入してくる敵（主に寄生虫）に対しては、免疫システムがすぐに作動して排除する方向に働かなければならない。そのため、皮膚から入ってきた異物は敵として認識する。これを**経皮感作**《けいひかんさ》という。

口から入ってきたものは安全で、皮膚から入ってきたものは危険。この経口免疫寛容と経皮感作をあわせて**二重抗原曝露仮説**と呼ぶ。

ちなみに、日本古来の「うるし職人」は、二重抗原曝露仮説を経験上理解していたと言われる。うるしの成分「ウルシオール」は皮膚に触れるとかぶれを引き起こす。**うるし職人はかぶれを防ぐため、うるしを少しずつ舐めていた**そうだ。これは、経口免疫寛容を誘導していたことになる。

ちなみに、皮膚から寄生虫が入ってきたとき、免疫よりも先に排除する方法がある。物理的にかき出すことだ。つまり、寄生虫をひっかき出せばいい。「寄生虫とＩｇＥ」「かゆみとひっかき」は、密接に関係しているのだ。

「保湿」はアトピーの「予防」にも「治療」にも有効

さて、敵は皮膚から侵入してくるものとわかれば、物理的に敵の侵入を予防するのがアレルギーの予防には効果的であることが容易に想像できる。つまり、しっかり保湿することが大事なのだ。実際、**保湿することでアトピーを予防できる**ことは、研究で証明されている。

アトピーにかかっている、もしくはかかっていた親御さんを持つ生後１週間の乳児１１８人を、毎日保湿乳液を１日１回塗るグループと、乾燥が目立つところにだけプロペト（ワセリンから不純物を除いたもの）を塗るグループに分け、生後32週までのアトピー発症率を観察した有名な研究がある。この報告では、毎日保湿乳液を塗っていた赤ちゃんはアトピーの発症率が低いことがわかった。つまり、**生まれたときから保湿を続ければ、アトピーは予防できる**可能性が高い（※69）。

保湿は、アトピー予防に効果があるだけでなく、治療中にステロイドを塗らない期間にも大切な生活習慣である。**保湿の基本はワセリン**だ。お風呂上がりのしっとりした肌に油であるワセリンを塗って水分が蒸発しないように皮膚をコーティングする。お風呂上がりの５分〜10分以内に保湿するのがよい。ワセリンでかゆみが起きてしまう人は、ワセリンから不純物質を取り除いた**「プロペト」**を使用するのが良い。さらにもっときれいにした**「サンホワイト」**という商品もある。

保湿剤で最も有名なのが**ヒルドイド**だろう。ヒルドイドの成分、ヘパリン類似物質はもともと血行を良くする成分であったが、保湿効果があることも認められ、アトピー患者さん以外にも広く使われている。ちなみに**ヒルドイドの成分は血を吸うヒルの唾液腺に含まれていたことから、ヒルのようなもの（-oid）でヒルドイドと命名された。**

ヒルドイドは病院でしか処方されないが、主成分であるヘパリン類似物質配合の保湿剤は薬局でも購入可能だ。なお、「尿素入りの保湿剤」は、皮膚のバリアが破壊されるとの報告もあり、使わないほうが良いという意見の専門家もいたが、最近は**「尿素入りの保湿剤もアトピーに使って良い」という意見が主流**になってきている。

参考までに、病院で処方される保湿剤一覧を掲載する。

先に述べたように、保湿の基本は白色ワセリンでよい。白色ワセリンは、処方箋がなくとも薬局で直接買うことができる。ヘパリン類似物質も、保湿効果が高い。

それぞれに効果の違いはないが、**同じヘパリン類似物質配合の保湿剤でも、「塗り心地」が大きく異なる。**ベトベトするものからサラサラなものまで、使用感に差がある。「サラサラすぎて保湿した気にならない」という人もいれば、「ベトベトするから保湿剤はいや」という人もいる。

保湿はアトピー治療の基本なので、ぜひ、毎日続けられる、自分にあった保湿剤を見つけてほしい。

主な保湿剤一覧表

（「○」がついているのが先発品、それ以外がジェネリックです）

ヘパリン類似物質製剤

油中水型クリーム	○　ヒルドイドソフト軟膏 0.3%（マルホ） ビーソフテン油性クリーム 0.3%（日医工＝持田）
水中油型クリーム	○　ヒルドイドクリーム 0.3%（マルホ） ビーソフテンクリーム 0.3%（日医工＝持田） クラドイド軟膏 0.3%（陽進堂） ヘパダーム軟膏 0.3%（共和薬品） エアリートクリーム 0.3%（東光＝ラクール） セレロイズ軟膏 0.3%（シオノ）
ローション	○　ヒルドイドローション 0.3%（マルホ） ビーソフテンローション 0.3%（日医工＝持田） クラドイドローション 0.3%（陽進堂） エアリートローション 0.3%（東光＝ラクール）
スプレー	ビーソフテン外用スプレー 0.3%（日医工＝持田） クラドイド外用スプレー 0.3%（陽進堂） ヘパリン類似物質外用スプレー 0.3%「サトウ」（佐藤製薬） ヘパリン類似物質外用スプレー 0.3%「日新」（日新：山形） ヘパリン類似物質外用スプレー 0.3%「ファイザー」（ファイザー） ヘパリン類似物質外用スプレー 0.3%「PP」（イセイ＝ポーラファルマ） ヘパリン類似物質外用スプレー 0.3%「TCK」（辰巳） ヘパリン類似物質外用泡状スプレー 0.3%「PP」（ポーラファルマ） ヘパリン類似物質外用泡状スプレー 0.3%「ニットー」（日本メディック） ヘパリン類似物質外用泡状スプレー 0.3%「日本臓器」（日本臓器）

尿素製剤

油中水型 クリーム	○ パスタロンソフト軟膏 10%（佐藤製薬） ○ パスタロンソフト軟膏 20%（佐藤製薬）
水中油型 クリーム	○ ウレパールクリーム 10%（大塚製薬工場＝大塚製薬） ○ パスタロンクリーム 10%（佐藤製薬） アセチロール軟膏 10（ポーラファルマ） ベギン軟膏 10（藤永＝第一三共） ウリモックスクリーム 10%（池田薬品＝日医工） ○ ケラチナミンコーワクリーム 20%（興和＝興和創薬） ○ パスタロンクリーム 20%（佐藤製薬） アセチロール軟膏 20（ポーラファルマ） ベギン軟膏 20（藤永＝第一三共） ケラベンス軟膏 20%（シオノ＝マイラン） ワイドコールクリーム 20%（池田薬品＝日医工）
ローション	○ ウレパールローション 10%（大塚製薬工場＝大塚製薬） ○ パスタロンローション 10%（佐藤製薬）

ビタミンA油製剤

水中油型 クリーム	○ ザーネ軟膏 0.5%（サンノーバ＝エーザイ）

トコフェロール・ビタミンA油製剤

水中油型 クリーム	○ ユベラ軟膏（サンノーバ＝エーザイ）

軟膏基剤

	黄色ワセリン 白色ワセリン プロペト

「プロトピック」の特徴と正しい使い方

ステロイドと同じくらいアトピーに使われることが多い薬が「**プロトピック軟膏**（一般名：タクロリムス軟膏）」だ。プロトピックは、ステロイドと同じ炎症を抑える効果があるが、作用のメカニズムが違う。まずは欠点を、そのあとに長所を紹介する。

プロトピックの欠点は、**使い始めにヒリヒリする**場合が多いことだ。１週間ほどで治ることがほとんどだが、このヒリヒリ感が辛くてプロトピックを使えない患者さんもいる。そのため、はじめの１週間はステロイド軟膏とプロトピック軟膏を併用することで、使用感を改善させる皮膚科医もいる。

ヒリヒリする感覚は、とくに皮膚が熱を持っているときに感じやすい。したがって、お風呂上がりの火照った顔にプロトピックを塗ると、火を噴くような痛みに襲われることがある。**ステロイドは風呂上がりに塗ることを勧めたが、プロトピックは、はじめは皮膚が冷たい状態で塗るほうがよい。**

副作用で心配されていたものにリンパ腫がある。かつてプロトピックを使った患者さんにリンパ腫が発症して問題となった。しかしこれはたまたまで、現在は、プロトピック使用とリンパ腫発症には関係がないとするメタ解析が報告されている(※70)。

また、安全性の問題から**2歳以下の子どもには使えない**とされている。大人でも傷がある部分、つまり直接血液に触れる部分にはプロトピックは使えない。そのため、**ステロイドで症状をコントロールした上で、プロトピックに切り替える使い方が一般的だ。**

なお、ステロイドの副作用で一番苦労する「皮膚がうすくなる現象」に関しては、プロトピックでは起きないことが知られている。**長い期間塗り続けても、皮膚が薄くなってしまうことはない。**

一方、プロトピックの長所は、ステロイドの副作用が克服されているところだ。たとえばステロイドで起きる「酒さ様皮膚炎」は、一般的にはほとんど起きない。また、人間の皮膚は外から物質を吸収する分子量が決まっていて、だいたい500キロダルトン以下のものは通り抜けることができる。プロトピックは800キロダルトンくらいあって、普通の皮膚では薬の成分が通り抜けできないのだが、湿疹などでバリアが壊れた状態の皮膚は通り抜ける。つまり、**治ってきた正常の皮膚ではプロトピックは通り抜けることができないため、理にかなった薬剤**なのだ。

なお、プロトピックは、医師の判断のもと、**妊婦にも使用可能**である。平成30年7月10日に「禁忌」から「使用可能」となった。

ただし、日本においては、プロトピックは使用量の制限がある。体重10kgあたり1回1g、1日2回までと決められている。つまり**体重50kgの人なら1回5g、1日10gまで**である。ステロイドの代わりに全身に塗るには十分な量ではない。また、プロトピックは、次に説明する**「紫外線治療」との併用ができない**。皮膚がんのリスクが上がる可能性があるためだ。

まとめると、プロトピックは、全身のアトピーを治療する場合は単独では不十分で、ステロイドとうまく組み合わせながら使う薬剤である。

「紫外線治療」の特徴と使い方

紫外線治療も、アトピー治療に有効であることが知られている。現在、多くの病院で使われているのが**「ナローバンドＵＶＢ」**というものだ。ナローバンドＵＶＢは、特に**かゆみのコントロールにおいて効果的**であることがわかっている。詳細なメカニズムは依然不明だが、皮膚の末梢神経に作用しているのではないかと考えられている。

ただし、**紫外線を浴び続けると、皮膚がんのリスクを高める**ことが知られている。短期間行うことは特に問題ないが、10年20年と続けると、こういった副作用が出ないとは言い切れない。**どれくらいの頻度で紫外線治療を行い、何回まで継続するかは主治医との相談が必要**だ。アトピー性皮膚炎治療ガイドラインでも、紫外線治療に精通した医師のもとで行うことが推奨されている。

その他の紫外線治療に**「エキシマレーザー」**を用いた治療がある。ナローバンドＵＶＢが全身の皮膚に当てられる大型の機械が存在するのに対し、エキシマレーザーは小さな範囲でしか照射することができない。そのため、湿疹が悪化してコリコリしたタイプの治りづらい病変（痒疹）には、エキシマレーザーを追加であてることがある。

ちなみに、これらは紫外線を用いた治療法であって、接骨院などで行われている「電気治療」とはまったく違うものだ。混同する患者さんもいるので、付記しておく。

「ネオーラル」の特徴と正しい使い方

「**ネオーラル**（一般名：シクロスポリン）」は、重症アトピーに使われる治療薬である。もともとは移植などへの拒絶反応の治療として使われていた内服薬だ。ステロイドではなかなかよくならない患者さんのために、２００８年に保険適応となった。

ネオーラルは重症のアトピーによく効く。以前、研究室で調べた解析だと、ネオーラルを飲みはじめて3日でアトピーのかゆみが収まるというデータを得た（※71）。早い段階からかゆみを抑えることができる薬だ。

一般的な内服量は、大人の場合、１日３㎎／㎏を１日２回に分けて内服する。**体重**

が50kgの大人なら150mgを2回に分けて飲む。それでもアトピーの症状が治まらない患者さんには、1日5mg／kgまで増やすことができる。50kgの大人なら、250mgのネオーラルを1日2回に分けて飲むことになる。

ネオーラルの効きが悪い患者さんに対して、医者は飲み方を工夫する。基本は1日2回内服するが、1日1回、朝だけ内服する方法もある。これは、「ネオーラルの血液中の濃度（いわゆる血中濃度）が高いほうが効果がある」という報告に基づいた工夫だ。また、「食後にネオーラルを飲むより、食前にネオーラルを飲むほうが血中濃度が高くなる」という報告から、「朝1回食前内服」という方法を選択する医者も多い。

ネオーラルは、アトピーが調子の悪いときに短期間だけ飲む薬として位置づけられている。そのため、**8週間内服して効果がなければむやみに続けてはいけないし、効果が出ていても12週間続けて飲むことはできない。**つまり3か月が最長期間である。3か月過ぎてもどうしてもネオーラルが必要な場合は、2週間以上あけることが必要だ。

長期間のネオーラル内服が引き起こす副作用の主なものは、**高血圧と腎機能障害**だ。

内服し続けた患者さんの血圧が徐々にあがり、腎臓の機能がだんだん悪くなっていくことが多い。長期使用する場合は、定期的に採血を行い、副作用が出ていないかモニタリングする必要がある。

なお、ネオーラルが引き起こす腎機能障害は「可逆性」だと言われる。つまり、ネオーラルの飲み薬をやめれば、腎臓の機能は回復する。なので、腎臓を守るためには、休み休み内服するほうがよい。また、高血圧、腎機能障害以外に、毛深くなる「多毛」や、しびれなどの神経系の異常、にきびなどの感染症の副作用も知られている。これら副作用の発症率は2〜3％程度ではあるが、異常を感じた場合は主治医に報告してほしい。

まとめると、ネオーラルは重症のアトピー患者さんにはとてもよく効く薬だ。理想的な使い方としては、**アトピーの症状が悪いとき、ピンチヒッター的に短期間内服する**のがいいだろう。ただし、症状のコントロールが悪く、やむを得ず長期間ネオーラルを飲み続けている患者さんも現実にはいる。そういう方には、次から紹介する新薬たちが助けになるはずだ。

「デュピクセント」の特徴と正しい使い方

最初にお伝えしておくが、デュピクセントを販売している製薬会社サノフィからは、医師向けの講演を依頼されることが多い。そのため、この項目に関しては利益相反がある。もちろん、その上で、できる限り客観的に、中立に説明していく。

2018年までのアトピー治療は、ここまでお伝えしてきたネオーラルまでしか使えず、アトピーと戦う武器として不十分な状況であったが、現在、状況は大きく変わった。アトピー治療の新薬として2018年に承認された**デュピクセント**(一般名:dupilumab)という注射薬の登場である。この注射は、アトピーによってバランスがくずれた「Th2反応」を抑制することで、アトピーの原因となる「Th2サイトカイン」の反応を根本から抑える。

Th2サイトカインというのは、アトピーの炎症を引き起こすの悪役のボスのような存在で、炎症だけでなく、ドライスキンやカサカサ肌にも関係する。つまりTh2サイトカインがあると、アトピーの炎症は悪化するし、ドライスキンはひどくなるし、かゆみ《》も起きるというわけだ。そのため、**デュピクセントを使うと、湿疹が収まるだけでなく、かゆみやカサカサ肌も改善する。**

この薬剤の最大のネックは価格である。生物学的製剤とよばれる薬剤に分類されるため、１本７万円する。はじめ２本注射し、その後２週間おきに１本ずつ注射を行う。つまり、保険適用で３割負担の患者さんであれば、**最初は５万円弱、その後２週間おき２万５０００円程度の自己負担が必要**である。

２０１９年4月からは、自分で注射すること（自己注射）が可能となった。病院で注射のやり方を教わり、自宅で行う方法である。自己注射できるようになると、２か月に１回の受診で処方できる。**処方で持ち帰ると自己負担額が下がるが、２か月分の４本を１回で出してもらえば、多くの方が高額療養費制度に該当するようになる。**１か月あたりで考えると、毎回受診する場合に比べて安くなる。お金の面でデュピクセントを選べなかった重症アトピー患者さんにとっては、自己注射はありがたいシステムだ。

とはいえ、自分で自分に注射するのはなかなか怖いと思う。ぼくが外来で患者さんに自己注射をすすめると、ぎょっとした顔で「自分で注射なんて絶対無理です」と言われる。ところが、やり方を覚えてしまえば**「意外と簡単でした」と次の外来で言われることがほとんどだ。**2週間に1回も病院には通えない忙しい方にも、自己注射はおすすめである。

ただ、自己負担額が下がった分は、国の税金で賄われている。この本では医療財政については言及しないが、高額な薬剤が増えれば国の財政が破綻しかねないため、現在のところ、デュピクセントは中程度から重症の患者さんのみ治療の対象となっている。具体的には、**ステロイドで半年間しっかり治療したけれども十分な効果が得られなかった患者さんが対象**である。ご自身がデュピクセント治療の対象となるかどうかは、皮膚科専門医の診察で直接確認してもらいたい。

デュピクセントの副作用で注意すべきものは、**アナフィラキシーと結膜炎**である。注射した部分が腫れたり、気分が悪くなったりする人もいる。**はじめてデュピクセントを注射したあとは、少なくとも30分は病院で様子を見たほうがよい。**また、副作用として結膜炎も報告されており、デュピクセントの治療中に眼のかゆみが起きた場合、アレルギーではなく薬のせいかもしれないため、必ず主治医に報告してほしい(※72)。なお、結膜炎が起きるメカニズムに関しては、まだわかっていない。

ちなみに、デュピクセントは冷蔵保存する薬だが、冷えたまま注射をすると痛い。自己注射をする場合は、**30分くらい前に冷蔵庫から取り出しゆっくり室温に戻しておく**ことが望ましい。

今後登場する代表的な「新薬」

現在多くの臨床試験が進んでおり、世界中でアトピーの新薬開発の競争が起きている。その結果、日本で使える薬が増えていくことも予想されている。ここからは、２０１９年現在開発中の薬剤をいくつか紹介する。第Ⅰ相臨床試験から始まり、第Ⅲ相臨床試験を終えて安全性と有効性が認められると、審査を経て医薬品として使われる。

・トラロキヌマブ（一般名）

２０１９年現在、治験中の薬剤である。標的となるのがＴｈ２サイトカインの１つＩ

L－13だ。デュピクセントがIL－4とIL－13の両方を標的とした薬であるのに対し、トラロキヌマブはIL－13だけを狙った薬ではあるが、アトピーに対する効果の有効性が証明されつつある(※73)。

・ネモリズマブ（一般名）

アトピーのかゆみの原因のひとつであるIL－31RAを抑える薬がネモリズマブだ。IL－31RAはアトピーが重症になると上がってくる数値であり、ねずみの実験ではあるが、かゆみを直接引き起こすことが証明されている。また、IL－31RAをブロックするとアトピーのかゆみが改善するという論文も出ており、今後一般的に使えるようになる可能性が高い(※74)。

・デルゴシチニブ軟膏（一般名）

この軟膏はJAKという細胞内のシグナルを抑える機能をもった塗り薬だ。JAKとは、細胞内で働き最終的にはTh2サイトカインの産生につながる分子である。リンパ球などがTh2サイトカインを放出してアトピーを悪化させるのだが、JAKをブロックするとリンパ球がTh2サイトカインを出すのを止めることができる。2020年に

「コレクチム軟膏０・５％」として販売となった。また、２０２１年には小児への適応も承認され「コレクチム軟膏０・２５％」も登場した。この飲み薬はアトピーでも開発が進み、「オルミエント」として２０２０年に承認された。同様の作用機序である飲み薬「リンヴォック」も登場予定だ。(※75)。

・ホスホジエステラーゼ４（ＰＤＥ－４）酵素阻害薬

ＰＤＥ－４というのもリンパ球を活性化してサイトカインを放出する役割がある。このＰＤＥ－４を阻害すると、炎症が抑制できる。皮膚の病気である乾癬ではすでに病院で処方されており、アトピーでの効果も検討中である。塗り薬「ジファミラスト（一般名）」が使える日も近いだろう。(※76)。

・Benvitimod

この分子がなぜ炎症を抑えるのかは、まだ解明されていない。ステロイドとは違う物質だが、同様に炎症に関係するタンパク質を減少させる効果が報告されている。実際に患者さんに投与した研究では、湿疹とかゆみが改善したとのことで、今後の開発が期待されている(※77)。

アトピーにまつわる「検査」一覧

アトピーで病院に通ったとき、検査を勧められることがある。アトピーに関連した一般的な検査について、どういう目的でどのように行われるのかをまとめて紹介する。

・皮膚生検《ひふせいけん》

皮膚生検は、アトピーの炎症が起きている部分に麻酔をかけ、米粒ほどの大きさで皮膚を切って、顕微鏡で観察する検査だ。アトピーと診断するためというより、リンパ腫など、**アトピー以外の病気である可能性を否定するために行われることが多い。**

「皮膚を切る」というと怖そうだが、歯科で行われる歯の麻酔と同じように、痛いのは麻酔の注射だけで、処置そのものは痛くない。麻酔のアレルギーがある人は、検査の前に医師に伝えておいたほうが良い。生検はだいたい1週間ほどで結果がわかり、抜糸も同じタイミングで行う。

・パッチテスト

金属や化粧品など、かぶれの原因を特定するのがパッチテストだ。疑わしい物質を皮膚に貼り付け、２、３日後に炎症が起きていないか確認する検査である。

１つ注意点がある。パッチテストを行うことで、その検査した物質をアレルゲンとして自分の免疫が認識してしまう可能性がある。いわゆる「感作」と呼ばれる現象で、自分からアレルギー症状をもらいに行く形になってしまう。必要に応じて検査することが大事であるため、**アレルギーを専門とする皮膚科医のもとで行う**のが望ましい。

なお、パッチテストを、医者にかからず自分で行っているケースがある。たしかに、かぶれの原因と思われる物質を腕の内側に2日間貼り、その部分に皮膚炎が起きていないか見ることで予想はつく。しかし、貼り付ける物質そのものに炎症を起こす作用があったり、液体であれば濃度が高すぎると水ぶくれになることもある。また、貼り付けた部分の判定が難しい場合もあり、専門外の人が自己判定するのはおすすめしない。

・**プリックテスト**

パッチテストが皮膚に貼り付けるだけの検査なのに対して、プリックテストはアレルゲンを皮膚に垂らした後、小さな針で突いて体の中に取り込ませて反応を見る検査だ。**食物アレルギーの確定検査で行われることが多い。**

・**血液検査**

アトピーで「ＴＡＲＣ」という血液検査を行う場合がある。アトピーの病勢、つまり病気の勢いを客観的に評価するために行うことが多い。ＴＡＲＣは病勢を反映する保険適応の検査だ。ＩｇＥという物質の量が多いと、アレルギー体質であると考えられる。

病勢を反映する血液データをバイオマーカーというのだが、ＩｇＥは短期の治療効果を反映するバイオマーカーとはならない。なので、治療がうまくいってもすぐには下がらない。バイオマーカーとして活用可能なのはＴＡＲＣの方だ。血液検査の詳細は省くが、**定期的に治療効果をみる目的で血液検査を実施している皮膚科医は多い。**今おこなっている治療がうまくいっているかどうか、皮膚の所見だけでなく、血液検査でもわかれば患者さんも医者も安心できるからだ。

第6章　かゆみを抑える方法と生活習慣

多くのアトピー患者さんの最大の悩みの1つは「かゆいこと」と「かいてしまうこと」だろう。万人が確実にかゆみが収まる方法はないが、効果の高い方法と、「かかないための知恵」を紹介していく。

かゆみを抑えるベストな方法は「冷やす」こと

現時点で、最も安全で効果的にかゆみを抑える方法は「冷やす」ことだ。**冷凍庫に保冷剤をいくつか準備しておき、タオルで包んでかゆみが出た部分に当てる。**しばらくするとかゆみは収まるはずだ。

しかし、冷やしてしばらくすると反対にかゆみが増強するという人もいる。まずは自分の体で試してみて、「冷やす」が自分に合わない人は、これから紹介する方法に移行していただきたい。

かゆみを抑えるアトピーの薬

まず薬を使った方法だ。これまで説明してきた薬や治療法の中で、**かゆみを抑える効果があるのは、紫外線治療、ネオーラル、そしてデュピクセント**である。**ステロイドやプロトピックには、かゆみを直接抑える作用はない。**炎症が収まった結果としてかゆみが収まる、という間接的な効果はあるが、塗ってすぐにかゆみがとまるということはない。

なお、プロトピックに関しては、副作用としてかゆみが出る報告もある。そのため、かゆいときにプロトピックを塗るともっとかゆくなる可能性がある。ただし「かゆくなるから塗らない」と判断するのではなく、長い目で見てアトピーがよくなることを考え、我慢できるかゆみであれば我慢して使い続けてほしい。

抗アレルギー剤は「花粉症の時期」に飲むとよい

抗アレルギー剤とよばれる内服薬がある。有名なところでは、**「ポララミン」「ザイザル」「アレロック」「アレグラ」**などだ。これらの薬は花粉症で使われることもあるし、薬局で購入することもできるので、知っている人も多いだろう。

日本のアトピーガイドラインでは、抗アレルギー剤の使用が推奨されているため、皮膚科で処方されることも多い。しかし、「抗アレルギー剤がアトピーに効くのか」という問題に対しては、日本と世界で意見が分かれている。国内で出された報告では、抗アレルギー剤を飲み続けていたほうが症状が改善するというものが多いが、海外の研究、とくにコクランレビュー（97ページ参照）では抗アレルギー剤はアトピーに効果がないとしている。

この違いの原因については本書では省くが、そうした理由からぼくがアトピー患者さんにすすめるのは、**花粉症の時期だけ抗アレルギー剤を飲む**方法だ。抗アレルギー剤のほとんどが、かゆみの原因となる「ヒスタミン」という物質を抑える作用を持つ。しかしアトピーのかゆみは複雑で、ヒスタミンだけで起きるわけではない。そのため、抗アレルギー剤では100％かゆみを抑えることはできない。

一方、花粉症は、抗アレルギー剤で抑えることができる。もちろん効果不十分な人もいるが、薬を飲めば症状は和らぐ。花粉症で鼻水が出ればティッシュを使う。このとき、**アトピー患者さんは、鼻をかみすぎて鼻の周りがいつも以上にかゆくなってしまうことがある。**また花粉で眼がかゆくなれば、目の周りもかゆくなる。**目をこする回数も増えるし、白内障のリスクが上がる。**

そのためぼくは、抗アレルギー薬そのものがアトピーに効かない患者さんでも、**花粉による二次的な被害を抑えるには抗アレルギー薬が有効である**と考えている。

抗アレルギー剤は「第2世代」を選ぶとよい

医者が抗アレルギー剤をどう使い分けているのかをお伝えしたい。抗アレルギー剤には、第1世代と第2世代があり、第1世代に比べて、**第2世代は眠気などの副作用が少なくなるように作られている。**そこで、ぼくたち皮膚科医は第2世代の抗アレルギー剤を使うようにしている。

ネットでは「第1世代は眠くなるが効果は高く、第2世代は眠くならないが効果はマイルド」という表現をみかける。第1世代と第2世代は効果に差がないというデータは多く出ているし、第2世代でも第1世代と同じくらい眠くなる薬はたくさんある。かゆみに関して言えば、**「眠いからよく効く」というのは間違い**だ。

また、第1世代のペリアクチンやザジテンなどは、成分が脳に移行しやすく熱性けいれんのリスクを高める。**このため、熱性けいれんを起こしたことのあるお子さんや、発熱した2歳未満の乳幼児は、第1世代の抗アレルギー剤はやめておいたほうがよい。**

抗アレルギー剤を飲むと、**眠気を自覚しなくても判断能力が落ちる**ことがある。これを**インペアード・パフォーマンス（鈍脳《どんのう》）**と呼ぶ。たとえば、学生が抗アレルギー剤を飲んで講義を受けているとき、本人が眠気を自覚していなくても、集中力が落ちている可能性がある。このインペアード・パフォーマンスの強さは、抗アレルギー剤の種類によって異なる。一般の方の判断基準としては、添付文書にある「車の運転」についての注意書きを見るとよい。**運転を禁止されている薬はぼーっとしやすく、注意書きのないものはぼーっとしにくい**と考えてよい

ただ、これはあくまでも目安であって個人差がある。そしてその日の体調にもよる。眠くなる日もあれば眠くならない日もある。いずれにせよ、**抗アレルギー剤を飲んだときは「判断能力が少し鈍っているかもしれない」と自覚したほうがよい。**

主な第2世代抗ヒスタミン薬

製品名	眠気（個人差あり）	市販薬
ルパフィン	強い	なし
タリオン	あり	なし
アレジオン	あり	「アレジオン」
エバステル	あり	「エバステル AL」
アレグラ	少ない	「アレグラ FX」 「アレルビ」
アレロック	強い	なし
クラリチン	少ない	「クラリチン EX」
ジルテック	強い	「ストナリニ Z」 「コンタック鼻炎 Z」
ザイザル	あり	なし
デザレックス	少ない	なし
ビラノア	少ない	なし

抗アレルギー剤に関してはわかりやすいように薬剤名をあげて説明するが、**眠くならないことを第一優先するならアレグラ、眠くなっても良いから良く効かせたいならアレロックを選択するとよい**と考えている。アレグラは薬局でも購入でき、『アレグラFX』という名前で市販されている。病院で処方されるアレグラと成分も量も同じであるため、病院に行く時間がない方には薬局で購入することをおすすめする。

クロタミトンは「試す価値がある」薬

これは『**オイラックス**』という製品名で有名な塗り薬だ。オイラックスを塗るとかゆみがおさまる患者さんもいる。ただ、オイラックスがどうしてかゆみを抑えるのか、医学的にはまだきちんと証明されていない。理屈はともかく効果のある人もいることから、オイラックスは「試してみる価値のある薬剤」だと言える。

カプサイシンは「痛み」で「かゆみ」を抑える

トウガラシの成分であるカプサイシンを含有した軟膏やクリームがある。カプサイシンは、かゆみや痛みが関係するTRPV1という神経を活性化する。つまり、カプサイシン軟膏やクリームを塗ると、ヒリヒリした感覚がある。**痛みの刺激が入ると、かゆみの刺激は抑制される**。このため、カプサイシン軟膏・クリームは、ある程度かゆみの抑制に役立つかもしれない。

ただし、市販のカプサイシン含有クリームは値段が高い。また、その他の成分でかぶれてしまう可能性もある。保険適応外だが、カプサイシン軟膏を作ってくれる医療機関もある。「信頼できる医療機関からの」という条件付きで、カプサイシン軟膏はかゆみを止めるのに試してみてもいいかもしれない。

メントールは瞬間的にかゆみを抑える効果がある

商品名で言えば『ムヒ』が有名である。メントールは塗るとスースーしてかゆみを抑える効果がある(※78)。メントール配合の塗り薬でヒヤッとするのは、カプサイシンで反応するTRPの仲間が関係すると言われている。

メントールはアルコールの一種であるため、塗ると皮膚は乾燥する。そのため、アトピー患者さんは塗り過ぎは良くない。しかし、**瞬間的にかゆみを抑える効果があるた**め、あまりにかゆみが強い場合は、試してみてもよい。ただし、カプサイシン同様、メントールでも刺激が強すぎて痛いという患者さんもいるので、注意が必要だ。

お風呂の温度は「38〜40℃」がよい

熱いお湯をかけることでかゆみが収まった経験がある人は多いだろう。一般的には、熱いお湯でかゆみを止めるのはよくないとされている。それは火傷をするリスクがあるのと、熱いお湯で皮脂が飛んでしまう可能性があるからだ。

熱いお湯を浴びた後はかゆみが誘発される。このすごくかゆい時間、誰かに両手をつないでもらうなどしてひっかくことを我慢できれば、その後のかゆみが劇的に抑えられることもある。協力してくれる人がいる場合、試してもよいが「チャレンジング」な方法だと言える。

しかし、繰り返すが熱いお湯は火傷の危険がある。また、43℃を超えれば細胞は死ぬ。安全のためには**シャワーの温度を41℃以上に上げないこと、湯船の湯の温度は38～40℃に設定しておくのがよい。**

体を洗うときの石鹸に関しては、専門家の間でも意見が分かれ、エビデンスレベルの高い報告もない。ぼく個人の意見としては、**汚れた部分には石鹸を使ったほうがよく、汚れていない部分には使わなくてもよい。**アトピーでじゅくじゅくしている部分には、黄色ブドウ球菌などのばい菌が繁殖していることが多い。こういう部分はしっかり石鹸を使って洗うことをおすすめする。

ただし、**ぜったいにやってはいけないのがタオルでこすること。**薬を塗るときと同じで、アトピー患者さんは、絶対に皮膚をこすってはいけない。ましてやタオルでこするのは自滅行為に等しい。皮膚科領域では**「ナイロンタオル皮膚炎」**という病名の疾患があるくらいだ。**石鹸を泡立てて、優しく手洗いする。**

どんなときも肌はこすらない。洗うときも塗るときも、こすってはいけない。

アトピーの子をもつ親が悩むこと

ここから、特に、アトピーを持つお子さんの親に知っておいてほしいことを書く。少しだけぼく自身の話をしたい。

かつて、ぼくには「抜毛症」があった。髪の毛を抜く癖だ。医学部受験のときにストレスのあまり発症してしまった。ある時期は左の前髪部分がハゲるほど抜いてしまい、髪型を変えて隠していた。とても辛かったが、どうしても医者になりたかった。

ぼくは物心ついた頃から小児喘息だった。身内に医者は誰もいないが、病院に行くのは日常の一コマであり、特別なことではなかった。季節の変わり目になると毎日のように喘息の発作が起きた。特に9月、秋に差し掛かると、毎晩喘息の発作で眠れない日が続いた。喘息の発作はとても苦しい。でも、物心ついたころから発作があったぼくには、**「発作で苦しいのが当たり前」**という感覚だった。

幼少期からアトピーのある患者さんは、同じ感覚ではないだろうか。あまりにも長い間アトピーのかゆみと付き合ってきた人にとって、かゆい状態が当たり前になっているのではないだろうか。

ぼくは、喘息の発作がそれほど気にならない子どもだった。ぜーぜー、ひゅーひゅーと発作が起きると、その変な呼吸音で遊んでしまうことすらあった。小さなお子さんのアトピー患者さんを見ていると、自分と同じように感じることがある。親がとても心配している一方で、本人はケロッとしているのだ。

小学校高学年くらいになれば、自分で薬を塗ることもできる。そう思って親が薬を塗らずに放っておくと、アトピーはどんどん悪化していく。親が見かねて薬を塗ることになるが、当の本人は他人事のように生活を送っている。親に甘えている部分もあるだろうが、本人はアトピーの悪化に苦しんでいない。

ぼくの喘息は、大人になる頃にはすっかり改善した。優しい先生方のおかげで、ぼくは小さな頃から医者になろうと思っていた。しかし、喘息がぶり返した高校時代、反抗期真っ只中で、親に当たり散らしたことがある。「喘息になったのはあなたのせいだ」

と母親を罵り、泣かせた記憶がある。その前後、ぼくは「アレルギーが起きるのは親の教育のせいである」という本を読んだ。いわゆる、毒親の影響でアレルギーが発症してしまうという根拠のない仮説だ。ぼくは、その仮説を武器に親を意図的に傷つけたのだ。なんとも卑怯なことをしたと思う。喘息の発作が起きたとき、一晩中寝ないで背中を擦ってくれた母のことは今でも感謝している。

もし、あなたがアトピーのお子さんを持ち、苦しんでいるのなら、どうか自分を責めないでほしい。もしかしたら、子どもの頃のぼくのように、お子さんがあなたを責めるかもしれない。でも思春期が過ぎ、大人になれば、両親が注いでくれた愛情にはちゃんと気がつく。子どもの皮膚ではなく心をみて育ててほしい。

ぼくが抜毛症となって、「この悪い癖を心から直したい」と誓って取り組んだことがある。アトピー患者さんによくみられるかき癖にも応用できる部分があるので、いくつか紹介したい。

どうか「かいちゃダメ！」と言わないで

子どもがぼりぼりと爪を立ててかきむしっている姿を、黙って見過ごせない気持ちはよくわかる。つい「かいちゃダメ」と言いたくなる。ぼくも抜毛症だった頃、いろいろな人に「抜いちゃダメ」と叱られた。

ただ、**こちらの意見を言わせてもらえば「そんなことはわかってる」のだ。**抜いちゃダメなのは十分承知の上で「抜いちゃってる」のである。叱られても、喧嘩になるだけで、髪を抜く癖は治らなかった。

かき癖もまったく同じであるとぼくは思う。本人はかいちゃだめなことは十分にわかってかいている。「かいちゃダメ」と叱るのは、本人を追い詰めるだけだ。ケンカになることはあっても、決してかいてしまう癖は治らないだろう。もし無意識にかいているとしたら、「今かいてたよ」と気づかせてあげるだけでよい。

「他の癖に置き換える」という方法

理論上、両手がふさがっていれば、かくことはない。ぼくの抜毛症であれば、両手がふさがった状態で髪を抜くことはできない。ぼくは、意図的に両手がふさがるような癖に置き換える訓練をした。

なかなか理解してもらえないかもしれないが、**実は、髪を抜くことはとても気持ちいいのだ。**抜ける瞬間が気持ちいい。しかし、抜いてしまった髪を眺めると後悔が押し寄せる。アトピー患者さんのかき癖も同じではないだろうか。**かいてはいけないことはわかっている。でも、かゆい部分をかくのは気持ちがいい。**アトピーでなくても、かゆいときはかけば気持ちがいい。「もうどうにでもなれ」くらいの感覚でかいてしまう瞬間があって、一段落すると後悔してしまう。でも、血が出るまでかきむしってしまうのは、やっぱりよくない。

ぼくの場合、抜毛症を治す手段としてペン回しを練習した。両手で練習していた時期もある。両手で回すとちょっとしたサーカスみたいになる。**髪の毛を抜きたくなった**

ら、ひたすらペン回しをした。おかげでぼくは何パターンかのペン回しができる。

もちろん、ペン回しである必要はない。たとえば、**さわり心地のいいビーズクッションを手元に置く**という手もある。ぷにぷにした感覚が気持ちいいスクイーズのようなおもちゃでもよいだろう。ビニールのプチプチが永遠に楽しめるおもちゃもある。**かくことより気持ちがよくて熱中できる、皮膚に害のない手癖に置き換えればいいのだ。**

小さなお子さんの場合、**かき始めたらその子の両手をもって踊り始める**のがおすすめだ。ミュージカルのように踊って歌って、バカバカしいくらい大げさにやると大人でも楽しい。子どもとのスキンシップにもつながるし、「かいちゃダメ」と叱って傷つけてしまうより、親子で大笑いしながら歌って踊るほうがよっぽどよいと思う。

「最悪の状態を避ければいい」と考える

かきむしってしまうことが引き起こす最悪の状態は、皮膚が傷だらけになって、そこからばい菌が入ってしまうことである。皮膚に傷があると、細菌感染だけでなくウイルスも感染する。ヘルペスウイルスが感染した**カポジ水痘様発疹症**という病気もある。感染を起こせば熱が出るし、細菌が全身にまわると入院が必要になる。目の周りをかきむしると、その刺激で白内障のリスクが上がる。

ぼくの抜毛症は、毛を抜きすぎてしまいハゲてしまうことが最悪の事態だ。ペン回しのおかげで毛を抜く頻度は減ったと思うが、完璧に治ったわけではなかった。

そこで、「髪を触るのはＯＫ」と決めた。「抜かずに触る」「髪の毛の根っこをいじるだけ」なら可。もちろん抜いてしまうときもある。でも、「触るだけならいい」とするとストレスを感じない。「抜いちゃダメ」と自分に言い聞かせていると、精神的に苦しくなる。少しハードルを下げて自分を許してあげて、ほどほどでいるほうが、少なくともぼくの場合はラクだった。

かき癖に関しても、**「指の腹でかくのはＯＫとする」**など、**「最悪の状態を避けるための妥協案」**を採用してはどうだろう。その代わり爪はこまめに切る、時間があるときはやすりもかけるなど、かいてしまっても傷つきにくいように備えておくのだ。お子さんのひっかき癖には、**お父さんお母さんが代わりにかいてあげる**というのも手だ。親が子どもの代わりに指の腹でかけば、子ども自らひっかくより害が少なくてすむ。

「春夏秋冬」のアトピー対策

さて、アトピーを良くしようと生活する上でどういったことに気をつけたら良いのか、ぼくのこれまでの経験を踏まえて説明したい。まず季節によって気をつけるポイントが違うということを知ってもらいたい。

・春の「花粉」対策

アトピーの患者さんは花粉症を合併していることが多い。これは**「アレルギーマーチ」**と呼ばれるもので、アトピーがあると他のアレルギー疾患も引き起こしやすい。アトピーの患者さんに花粉症があると、まず目の周りがとてもかゆくなる。目をこすり、目の周辺を叩くことでかゆみを取ろうとする患者さんもいるが、やめたほうがよい。

目を叩いたりこすったりすると、白内障や網膜剥離を引き起こす。糖尿病をもつ年配の方の病気だと思っている方が多いが、**白内障は若いアトピー患者さんでもとても多い**。何を隠そう、ぼくもアレルギー性結膜炎で**小学校低学年より目をこすり続けたせいで、40歳を過ぎてから軽度の白内障と網膜剥離になってしまった**。視力低下や失明することはなかったが、定期的に眼科に通院し、主治医の先生からは「視界がおかしくなったらすぐに受診してください!」と釘を刺されている。

だから、かゆくても目はこすらない。あまりにかゆい場合は、**保冷剤をタオルで巻き、目にあてる**ことでかゆみのピークをやり過ごすようにするとよい。花粉が多い日は、**外から帰ってきた後はできる限りシャワーで洗い流す**。皮膚に花粉がついたままの状態は、アトピーにとってもよくない。もちろん、花粉を心配して家に閉じこもる必要はなく、日常生活を気持ちよく過ごせるように心がけてほしい。

・夏の「汗・紫外線」対策

夏に気をつけるポイントは2つ。汗と紫外線だ。ほとんどのアトピー患者さんは経験していると思うが、汗をかくとかゆくなる。かびの一種である「マラセチア」は、健康な皮膚にもすみ着いているが、増えすぎると皮膚炎を引き起こす。この**マラセチアの成分の一部が、汗に染み出しアトピー患者さんの湿疹を悪化させている**という発見が広島大から2013年に報告された（※79）。

汗はかいたらできる限り早く洗い流すのがベストだ。しかし、外出していればすぐにシャワーを浴びることは難しい。その場合は、濡れタオルで拭き取ることをおすすめしている。首元などに汗をかいたら**ハンドタオルを水で濡らし押し当てるように汗を拭き取る。このとき大事なのは、タオルでゴシゴシとこすらないことだ。**タオルの生地で皮膚をこすると、湿疹はさらに悪化する。

また、アトピーの患者さんの場合、**制汗剤などが含まれているウエットティッシュは使わないほうが良い。**炎症を起こした皮膚に中の成分がつくと、かぶれを引き起こす可能性がある。そのため、汗を拭くのは「水で濡らしたタオル」が一番安全だ。

さらに、可能であれば、**汗を拭き取った後、保湿剤を塗るほうがアトピーはよくなる。**この場合の保湿剤は、ワセリンでもヒルドイドでも構わない。市販の保湿剤はたくさん出ているが、本来の目的だけ考えるなら、220ページで紹介したワセリンかへパリン類似物質配合の保湿剤で十分だ。いずれにせよ、汗をすぐ拭き取る。拭き取った後は保湿をする。この習慣を身につけてほしい。ただ、**アロエ成分が入った保湿剤はやめたほうがよい**。アロエ成分でかぶれる報告があるからだ。

次に夏に問題となるのが日光だ。本書でも、アトピーの治療に紫外線が使われることを説明した。「それなら、どんどん紫外線にあたったほうがよいのか？」と考えるかもしれないが、何事もバランスが重要だ。よく知られているように、紫外線は皮膚がんの発症のリスクを上げるし、シワなどの老化の原因にもなる。

紫外線がアトピーの治療に使われるのは、紫外線が皮膚のアトピーに対する過剰な免疫反応を抑えることで、炎症を改善させるからだ。しかし、紫外線は、他の免疫反応も抑えてしまう。たとえばヘルペスウイルスは1回感染すると神経の根本に棲み続けるといわれており、体の免疫が繁殖しないように押さえつけている。ところが、紫外線などの免疫を低下させる要因が加わると、ヘルペスウイルスが増えて唇にかゆくて痛いぶつぶつができる。紫外線は、人の体に良いようにも悪いようにも働くのだ。

最近、ぼくたちの研究室では、20代の頃に浴びた紫外線のダメージが将来皮膚がんの原因となる可能性を見出した。こういった紫外線のメリットとデメリットを比べてみると、アトピー患者さんは、日光にあたって日焼けすることは他の人と同じように避けたほうが良いし、紫外線から皮膚を防御するよう配慮したほうが良い。

・秋の「花粉」対策

花粉が飛ぶのは春だけでない。ブタクサ、ヨモギ、カモガヤなど、秋には秋の花粉がある。前出の通り、アトピーの患者さんは、花粉症やアレルギー性結膜炎を合併している場合も多い。秋の花粉で鼻がグズグズする。目がかゆくなる。そういった患者さんは、顔、とくに目の周りのアトピーが悪化することがよくある。

秋の花粉の時期は、外出する前に抗アレルギー剤を飲み、家に帰ってきたら、シャワーを浴びて体についた花粉を洗い流すことを意識してほしい。春と同じように、かゆみで目をこすりすぎると白内障になる危険性もあるので、あまりにも目がかゆい場合は、眼科も受診して検査と治療をしてもらうことをおすすめする。

・冬の「乾燥」対策

冬場は空気が乾燥する。暖房をつけた屋内では、さらに空気が乾燥する。これは、暖房をかけた部屋では、相対湿度（＝飽和できる水分量に対する割合）の低下に加えて、エアコンの影響により部屋の中の絶対湿度（＝空気中に含まれる水蒸気の量）も下がるためだといわれている。

先述の通り、皮膚の乾燥（ドライスキン）は、かゆみの原因になる。そのため、保湿をしっかり行うことが何より大事だ。ポイントは、早めに、ケチらずに保湿剤を使うこと。夏場は皮膚がしっとりして保湿をサボりがちになっていた人も、冬場は必ず保湿する。「乾燥してきてから」ではなく「乾燥する前に」保湿を行う。

そういう意味で、**保湿の強化は秋から開始したほうがよい**。そして、ＦＴＵ（１８０ページ参照）を意識して、保湿剤はたっぷり使う。ＦＴＵは「塗り薬の最低限の目安」であるから、保湿に関して言えば、ＦＴＵ以上の量を塗っても問題ない。**むしろ、ＦＴＵ以上塗ったほうがよい**。保湿は先手必勝。ケチらずに使うのがポイントだ。

化粧品は「落としやすいもの」を選ぶ

アトピー患者さんには、化粧をすると調子が悪くなってしまう人がいる。だからといって、女性にノーメイクで過ごせというのは非現実的な話だ。

そこで、化粧品を選ぶときに、**「落としにくいものをつけない」**という考え方を取り入れてみてほしい。たとえば**ファンデーションは、リキッド系よりパウダー系のほうが落としやすい。**ミネラルファンデーションと呼ばれるものもあり、数種類の少ない成分で構成されていることから、肌が弱い人やアトピーの患者さんでも使いやすい。

ただ、化粧品に関しても個人差がある。刺激感のあるもの、熱感があるものは合わない可能性が高いので、試してみて、合わなければやめる。やや面倒ではあるが、**合わないものを使い続けても、肌に合うようになることはない。**

その他の生活品などについて

空気清浄機を使うことでアトピーがよくなる根拠はない。現段階ではアトピーの治療のために無理に買う必要はない。

防ダニの布団を使用するのは、アトピーによいだろう。しかし、何十万とする高額な寝具を販売している業者があるため注意してほしい。布団はダニやホコリがたまらないよう定期的に干したほうがよいだろうし、清潔にするよう心がけたい。

衣服は、なるべく綿の素材を選ぶようにする。生地の端がヒラヒラしているもの、皮膚にこすれるようなものは避けたほうがいい。また、**購入した下着は、まず1回洗濯してから着ること。汗をかいた下着はできる限り早く着替える**ことを心がけたい。

そして残念ながら、**犬や猫のアレルギーでアトピーが悪化する人は多い。**すでにペットを飼っている人に、大事な家族を手放すことは勧められない。これからペットを飼おうと思っている人は、アトピーだけのことを考えるなら、やめたほうがよいだろう。

終章　アトピー医療のこれから

医療全体の問題として

第5章で紹介したとおり、アトピーに関して、今後多くの新薬が登場予定である。ステロイドをめぐる混乱は過去のものとなり、重症のアトピー患者さんも苦痛のない毎日を送れる日がくるのではないかと思っている。

なぜアトピー治療の混乱が収まることが予想される今、この本を書いたか。もちろん、現時点でアトピーに苦しむ患者さんにとって光となるような正しい情報を伝えたいという思いが一番だが、もう1つ、理由がある。

それは、ステロイドを巡る混乱を記録することで、他の医療問題で悩む誰かの役にも立つかもしれないという願いだ。たとえば、子宮頸癌ワクチンを巡っては、ステロイドバッシングで起きたことと同じような過程が繰り返されている。

・子宮頸癌ワクチンによる副作用とそうではない副作用の混同

↓

・マスコミによる「負の面」だけの情報拡散
←
・感情論による議論
←
・患者さんや世論の混乱

ステロイドを巡る混乱を医師側の当事者として追ってきた自分としては、医者と患者が対立し、攻撃し合う状況が繰り返されるのを見ていると胸が苦しくなる。

ぼくから提案できることは、まず、苦しんでいる患者さんの話に耳を傾けること。そして、冷静に議論することだ。

感情論による人格否定や攻撃で事態が好転することはない。目的が論破であるような議論には、そもそも加わらないほうがよい。苦しんでいる人を差し置いて、自分の不安や怒りに任せて行動すると、事態を悪化させるだけである。

誰のための活動なのか、周りの冷静な人間はすぐに気がつく。患者さんのためにといいながら自分自身の利益のために医療問題に取り組むのはやめたほうがよい。それは多くの人に迷惑をかける。

どんな病気も悪化すれば命に関わることが多い。病気をすれば心を痛めることが増え、日常の幸せが失われるリスクが高い。医療問題や医療情報は、慎重に扱わなければならないことをぼくもしっかり肝に銘じておきたい。

AI医療でアトピー治療はどう変わるか?

AIの医療への応用は日進月歩で進んでいる。ぼくがもう1つの専門としている**皮膚がんの分野では、AIの診断精度が皮膚科専門医を追い越してしまった。**たとえば、ほくろと悪性黒色腫(ほくろのがん)を見分けるのは、人間の医師よりもAIのほうが誤診が少ない。いずれ、AIを搭載した皮膚科用のカメラが、診察室で写真をとるだけで診断がつく時代が来る。もしかしたら、そのカメラは市販され、患者さん自身がAIの診断をもとに皮膚科を受診する時代がくるかもしれない。

ＡＩの開発は治療の分野でも進歩している。本書で書いてきたように、現在は、アトピー診断後の治療法は分かれる場合がある。がんの場合でも、一番最初にどの抗癌剤を使うかについては、ガイドラインをもとに医者が患者さんと相談しながら決めていることが多い。治療効果の予測と副作用、費用や治療手段などを総合的に判断する必要があるからだ。

しかし、患者情報をビッグデータとして登録し、ＡＩが判断する時代がくる。治療効果の予測精度が上がることはもちろん、患者の性格まで予測して後悔のない治療法をＡＩが提示してくれる可能性がある。

アトピー治療に関しても、どの薬をどの部位にどれくらい使うか、医者が判断するのではなく、ＡＩが判断する時代がくるだろう。ＡＩが自宅で細かく治療方針を変更し、指示を出すようになる可能性もある。患者さんにとってはありがたいことだろう。誤診が減り、治療の精度がより高くなるのだから。

医者と患者は、人と人

ひるがえって、医者にとってはどうか。診断と治療をＡＩに奪われた後、医者に残された仕事とはなんだろうか。

それは、「コミュニケーション」だという人がいる。患者さんの表情を読み取り、気持ちを汲んで言葉を投げかけることは、人間にしかできない仕事であると。しかし、そんなことはない。実はこれもＡＩが代用できる。

たとえば、市販はされていないが、ストレスチェックミラーという鏡が開発されている。この鏡に映し出される顔でストレスをチェックする。マイクロソフト社が無料で提供しているＦａｃｅ ＡＰＩを使うと、ＡＩで感情を認識できる。ＡＩが人間の感情まで読み取れるようになれば、相手の感情に合わせた言葉を選ぶことはさほど難しくないだろう。そう遠くない未来、診断、治療、コミュニケーションまでがＡＩが代用できるようになる可能性は高い。

ＡＩによって変わる医療の世界で医者に求められているスキルは、「コミュニケーションの先」にあるとぼくは考えている。それは「共感」。つまり、患者と気持ちを共有することだ。病気になって悲しい、苦しい。そういう気持ちを、ＡＩは判断することはできても、共有することはできない。治療がうまくいって嬉しい、病気が治って安心した。そういう喜びを共感できるのは人間だけだ。

去年の秋、１人の医学生が、ぼくの外来を見学しに来た。ネットで医療情報を発信しているのを見て、ぼくの診療に興味を持ってくれた熱心な女性だった。彼女自身もアトピーを患っており「将来は皮膚科医になってかゆみの研究をしたい」と語っていた。

彼女が、帰り際にぼくに質問した。

「先生、医者になる前に、医学生のうちにしておくことはなんですか？」

ぼくは、少し考えてこう返した。

「友人でも恋人でも、誰かと深くわかりあう経験をしておくことだと思う」

病院で向かい合うわずかな診察時間で、患者さんと気持ちを共有することは難しい。それでも「患者さんとわかりあえた」と感じる瞬間がある。気持ちを共有して同じ方向を向いて、お互いがそれを感じて、症状がよくなったとき、医者と患者が同じタイミングで胸が熱くなる瞬間を、ぼくはたびたび経験する。

医者をやっていてよかったと思うのは、病気を治したときではなく、病気が治って喜んでいる患者さんと気持ちを共有できたときだ。診察室で心を通わせるためには、普段の生活で一生懸命に向き合った誰かとの経験が必要であるし、その人と気持ちを共有した経験が必要だとぼくは思う。

あとがきにかえて

ずいぶん前、ぼくはひとりの重症アトピー患者さんを診ていた。

彼は、診察室で目も合わせてくれず、いつも、どこか自信なさげだった。ぼくは、本書で紹介したプロアクティブ療法とFTUを教え、ステロイド外用剤の強さを調整し、彼のアトピーを治療した。幸いなことに、彼のアトピーはみるみるよくなって、表情も明るくなった。そんなある日、彼は、自分の彼女を診察室に連れてきた。その彼女は「わたしが保湿剤を塗ってあげてるんですよ」と、彼の隣でうれしそうに話した。

数カ月後、二人は結婚した。ぼくの診察室に二人そろって報告に来てくれた。アトピーがよくなって、自分に自信を持てるようになって、「アトピーなんてまったく気にしないです」という妻と一緒に並んでいる彼を見て、目頭が熱くなった。

今も、アトピーのせいで苦労している患者さんがたくさんいる。アトピーのせいで自分に自信が持てない患者さんがいる。アトピーのせいで辛い人生を送っている患者さんがいる。そういうアトピー患者さんたちと、ぼくが願っていることは同じだ。アトピーを治したい。その一心で、今もアトピーの新薬開発に取り組んでいる。

この本を執筆するにあたり、ダイヤモンド社の今野良介さん、東京慈恵会医科大学小児科の堀向健太先生には、本当にお世話になった。お二人がいなければ、この本を出す覚悟は決められなかった。優しく背中を押し、内容を細かくチェックしてくださったお二人に深謝したい。ありがとうございました。

症状が悪化した状況で、医者と患者が互いに根気強く、知恵を絞り出し合って治療に取り組んでいくのは、簡単なことではない。それでも、1つずつ小さなことから取り組んでいけば、アトピーはきっと良くなると信じている。本書の中に、みなさんのお役に立つヒントが1つでもあれば、うれしく思う。

ひとりでも多くのアトピー患者さんとそのご家族が、アトピーに制限されない幸せな生活を送れるよう願いを込めて。

参考文献・参考Webサイト

・宮地良樹、椛島健治 編『エビデンスに基づくアトピー性皮膚炎治療 あたらしい潮流』中山書店
・清水宏『あたらしい皮膚科学』中山書店
・ダニエル・カーネマン『ファスト&スロー』早川書房
・大竹文雄、平井啓『医療現場の行動経済学 すれ違う医者と患者』東洋経済新報社
・相原守夫『診療ガイドラインのためのGRADEシステム〜第2版〜』凸メディア
・日本緩和医療学会 緩和医療ガイドライン委員会『がんの補完代替療法クリニカル・エビデンス（2016年版）』金原出版
・室田浩之編 Monthly Book Derma『汗の対処法 update』全日本病院出版会
・小林美和編 Monthly Book Derma『機能からみた外来患者へのスキンケア指導』全日本病院出版会
・塩原哲夫編『ステロイド外用薬パーフェクトブック』南山堂
・独立行政法人国民生活センター「ポリフェノール含有食品の商品テスト結果」
・日本皮膚科学会「アトピー性皮膚炎診療ガイドライン2018」
・YomiDr. ヨミドクター https://yomidr.yomiuri.co.jp/article/20050408-OYTEW5373/
・「小児アレルギー科医の備忘録」 https://pediatric-allergy.com/
・お薬Q&A 〜Fizz Drug Information〜 https://www.fizz-di.jp/
・東京都健康安全研究センターホームページ
・日本小児アレルギー学会ホームページ

※以下は、本書の参考研究論文。

1. Shah P, Isley WL. Ketoacidosis during a low-carbohydrate diet. N Engl J Med. 2006;354(1):97-8.
2. Del Bo C, Bernardi S, Marino M, Porrini M, Tucci M, Guglielmetti S, et al. Systematic Review on Polyphenol Intake and Health Outcomes: Is there Sufficient Evidence to Define a Health-Promoting Polyphenol-Rich Dietary Pattern? Nutrients. 2019;11(6).
3. Rajka G, Winkelmann RK. Atopic dermatitis and Sezary syndrome. Arch Dermatol. 1984;120(1):83-4.
4. Ascott A, Mulick A, Yu AM, Prieto-Merino D, Schmidt M, Abuabara K, et al. Atopic eczema and major cardiovascular outcomes: A systematic review and meta-analysis of population-based studies. J Allergy Clin Immunol. 2019;143(5):1821-9.
5. Sandhu JK, Wu KK, Bui TL, Armstrong AW. Association Between Atopic Dermatitis and Suicidality: A Systematic Review and Meta-analysis. JAMA Dermatol. 2019;155(2):178-87.
6. Ronnstad ATM, Halling-Overgaard AS, Hamann CR, Skov L, Egeberg A, Thyssen JP. Association of atopic dermatitis with depression, anxiety, and suicidal ideation in children and adults: A systematic review and meta-analysis. J Am Acad Dermatol. 2018;79(3):448-56 e30.
7. Kabashima K. New concept of the pathogenesis of atopic dermatitis: interplay among the barrier, allergy, and pruritus as a trinity. J Dermatol Sci. 2013;70(1):3-11.
8. Otsuka A, Nomura T, Rerknimitr P, Seidel JA, Honda T, Kabashima K. The interplay between genetic and environmental factors in the pathogenesis of atopic dermatitis. Immunol Rev. 2017;278(1):246-62.
9. Murota H, Katayama I. Exacerbating factors of itch in atopic dermatitis. Allergol Int. 2017;66(1):8-13.
10. Segre JA. Epidermal barrier formation and recovery in skin disorders. J Clin Invest. 2006;116(5):1150-8.
11. Cabanillas B, Novak N. Atopic dermatitis and filaggrin. Curr Opin Immunol. 2016;42:1-8.
12. Kihara A. Synthesis and degradation pathways, functions, and pathology of ceramides and epidermal acylceramides. Prog Lipid Res. 2016;63:50-69.

13. Smith FJ, Irvine AD, Terron-Kwiatkowski A, Sandilands A, Campbell LE, Zhao Y, et al. Loss-of-function mutations in the gene encoding filaggrin cause ichthyosis vulgaris. Nat Genet. 2006;38(3):337-42.

14. Palmer CN, Irvine AD, Terron-Kwiatkowski A, Zhao Y, Liao H, Lee SP, et al. Common loss-of-function variants of the epidermal barrier protein filaggrin are a major predisposing factor for atopic dermatitis. Nat Genet. 2006;38(4):441-6.

15. Spergel JM. Epidemiology of atopic dermatitis and atopic march in children. Immunol Allergy Clin North Am. 2010;30(3):269-80.

16. Zheng T, Yu J, Oh MH, Zhu Z. The atopic march: progression from atopic dermatitis to allergic rhinitis and asthma. Allergy, asthma & immunology research. 2011;3(2):67-73.

17. Schneider L, Hanifin J, Boguniewicz M, Eichenfield LF, Spergel JM, Dakovic R, et al. Study of the Atopic March: Development of Atopic Comorbidities. Pediatr Dermatol. 2016;33(4):388-98.

18. Brown SJ, Relton CL, Liao H, Zhao Y, Sandilands A, McLean WH, et al. Filaggrin haploinsufficiency is highly penetrant and is associated with increased severity of eczema: further delineation of the skin phenotype in a prospective epidemiological study of 792 school children. Br J Dermatol. 2009;161(4):884-9.

19. Nakayama T, Hirahara K, Onodera A, Endo Y, Hosokawa H, Shinoda K, et al. Th2 Cells in Health and Disease. Annu Rev Immunol. 2017;35:53-84.

20. Thyssen JP, Kezic S. Causes of epidermal filaggrin reduction and their role in the pathogenesis of atopic dermatitis. J Allergy Clin Immunol. 2014;134(4):792-9.

21. Oetjen LK, Mack MR, Feng J, Whelan TM, Niu H, Guo CJ, et al. Sensory Neurons Co-opt Classical Immune Signaling Pathways to Mediate Chronic Itch. Cell. 2017;171(1):217-28 e13.

22. Kim BS, Siracusa MC, Saenz SA, Noti M, Monticelli LA, Sonnenberg GF, et al. TSLP elicits IL-33-

independent innate lymphoid cell responses to promote skin inflammation. Sci Transl Med. 2013;5(170):170ra16.

23. Konya V, Mjosberg J. Lipid mediators as regulators of human ILC2 function in allergic diseases. Immunol Lett. 2016.

24. Misery L, Loser K, Stander S. Sensitive skin. J Eur Acad Dermatol Venereol. 2016;30 Suppl 1:2-8.

25. Zhou S, Gravekamp C, Bermudes D, Liu K. Tumour-targeting bacteria engineered to fight cancer. Nat Rev Cancer. 2018;18(12):727-43.

26. Jappe U, Kull S, Opitz A, Zabel P. Anaphylaxis to vanilla ice cream: a near fatal cross-reactivity phenomenon. J Eur Acad Dermatol Venereol. 2018;32(1):e22-e3.

27. Tokura Y. Extrinsic and intrinsic types of atopic dermatitis. J Dermatol Sci. 2010;58(1):1-7.

28. Yamaguchi H, Hirasawa N, Asakawa S, Okita K, Tokura Y. Intrinsic atopic dermatitis shows high serum nickel concentration. Allergol Int. 2015;64(3):282-4.

29. Romaguera C, Vilaplana J. Contact dermatitis in children: 6 years experience (1992-1997). Contact Dermatitis. 1998;39(6):277-80.

30. Lu CL, Liu XH, Stub T, Kristoffersen AE, Liang SB, Wang X, et al. Complementary and alternative medicine for treatment of atopic eczema in children under 14 years old: a systematic review and meta-analysis of randomized controlled trials. BMC Complement Altern Med. 2018;18(1):260.

31. Gray NA, Dhana A, Stein DJ, Khumalo NP. Zinc and atopic dermatitis: a systematic review and meta-analysis. J Eur Acad Dermatol Venereol. 2019;33(6):1042-50.

32. Huang R, Ning H, Shen M, Li J, Zhang J, Chen X. Probiotics for the Treatment of Atopic Dermatitis in Children: A Systematic Review and Meta-Analysis of Randomized Controlled Trials. Front Cell Infect Microbiol. 2017;7:392.

33. Zhao M, Shen C, Ma L. Treatment efficacy of probiotics on atopic dermatitis, zooming in on infants: a systematic review and meta-analysis. Int J Dermatol. 2018;57(6):635-41.
34. Li L, Han Z, Niu X, Zhang G, Jia Y, Zhang S, et al. Probiotic Supplementation for Prevention of Atopic Dermatitis in Infants and Children: A Systematic Review and Meta-analysis. American journal of clinical dermatology. 2019;20(3):367-77.
35. Doron S, Snydman DR. Risk and safety of probiotics. Clin Infect Dis. 2015;60 Suppl 2:S129-34.
36. Ricci G, Cipriani F. Probiotics and prevention of eczema: have we enough data to draw conclusions? Allergy. 2016;71(3):426-8.
37. Shoda T, Futamura M, Yang L, Narita M, Saito H, Ohya Y. Yogurt consumption in infancy is inversely associated with atopic dermatitis and food sensitization at 5 years of age: A hospital-based birth cohort study. J Dermatol Sci. 2017;86(2):90-6.
38. Halling-Overgaard AS, Hamann CR, Holm RP, Linneberg A, Silverberg JI, Egeberg A, et al. Atopic dermatitis and alcohol use - a meta-analysis and systematic review. J Eur Acad Dermatol Venereol. 2018;32(8):1238-45.
39. Kantor R, Kim A, Thyssen JP, Silverberg JI. Association of atopic dermatitis with smoking: A systematic review and meta-analysis. J Am Acad Dermatol. 2016;75(6):1119-25 e1.
40. Strachan DP. Hay fever, hygiene, and household size. BMJ. 1989;299(6710):1259-60.
41. Yepes-Nunez JJ, Brozek JL, Fiocchi A, Pawankar R, Cuello-Garcia C, Zhang Y, et al. Vitamin D supplementation in primary allergy prevention: Systematic review of randomized and non-randomized studies. Allergy. 2018;73(1):37-49.
42. Malihi Z, Wu Z, Stewart AW, Lawes CM, Scragg R. Hypercalcemia, hypercalciuria, and kidney stones in long-term studies of vitamin D supplementation: a systematic review and meta-analysis. Am J Clin Nutr.

2016;104(4):1039-51.
43. Malihi Z, Wu Z, Lawes CMM, Scragg R. Adverse events from large dose vitamin D supplementation taken for one year or longer. J Steroid Biochem Mol Biol. 2019;188:29-37.
44. Bath-Hextall F, Delamere FM, Williams HC. Dietary exclusions for established atopic eczema. The Cochrane database of systematic reviews. 2008(1):CD005203.
45. Andersson NW, Hansen MV, Larsen AD, Hougaard KS, Kolstad HA, Schlunssen V. Prenatal maternal stress and atopic diseases in the child: a systematic review of observational human studies. Allergy. 2016;71(1):15-26.
46. Zhang A, Silverberg JI. Association of atopic dermatitis with being overweight and obese: a systematic review and metaanalysis. J Am Acad Dermatol. 2015;72(4):606-16 e4.
47. Reese I, Werfel T. Do long-chain omega-3 fatty acids protect from atopic dermatitis? Journal der Deutschen Dermatologischen Gesellschaft = Journal of the German Society of Dermatology : JDDG. 2015;13(9):879-85.
48. Chopra R, Vakharia PP, Sacotte R, Silverberg JI. Efficacy of bleach baths in reducing severity of atopic dermatitis: A systematic review and meta-analysis. Ann Allergy Asthma Immunol. 2017;119(5):435-40.
49. Shi ZF, Song TB, Xie J, Yan YQ, Du YP. The Traditional Chinese Medicine and Relevant Treatment for the Efficacy and Safety of Atopic Dermatitis: A Systematic Review and Meta-Analysis of Randomized Controlled Trials. Evid Based Complement Alternat Med. 2017;2017:6026434.
50. DiNicola C, Kekevian A, Chang C. Integrative medicine as adjunct therapy in the treatment of atopic dermatitis--the role of traditional Chinese medicine, dietary supplements, and other modalities. Clin Rev Allergy Immunol. 2013;44(3):242-53.
51. Chung LY. Antioxidant profiles of a prepared extract of Chinese herbs for the treatment of atopic eczema.

Phytother Res. 2008;22(4):493-9.

52. Thandar Y, Gray A, Botha J, Mosam A. Topical herbal medicines for atopic eczema: a systematic review of randomized controlled trials. Br J Dermatol. 2017;176(2):330-43.

53. Gonzalez-Lopez G, Ceballos-Rodriguez RM, Gonzalez-Lopez JJ, Feito Rodriguez M, Herranz-Pinto P. Efficacy and safety of wet wrap therapy for patients with atopic dermatitis: a systematic review and meta-analysis. Br J Dermatol. 2017;177(3):688-95.

54. Tam HH, Calderon MA, Manikam L, Nankervis H, Nunez IG, Williams HC, et al. Specific allergen immunotherapy for the treatment of atopic eczema: a Cochrane systematic review. Allergy. 2016;71(9):1345-56.

55. Bae JM, Choi YY, Park CO, Chung KY, Lee KH. Efficacy of allergen-specific immunotherapy for atopic dermatitis: a systematic review and meta-analysis of randomized controlled trials. J Allergy Clin Immunol. 2013;132(1):110-7.

56. Tam H, Calderon MA, Manikam L, Nankervis H, Garcia Nunez I, Williams HC, et al. Specific allergen immunotherapy for the treatment of atopic eczema. The Cochrane database of systematic reviews. 2016;2:CD008774.

57. van Laarhoven AIM, van der Sman-Mauriks IM, Donders ART, Pronk MC, van de Kerkhof PCM, Evers AWM. Placebo effects on itch: a meta-analysis of clinical trials of patients with dermatological conditions. J Invest Dermatol. 2015;135(5):1234-43.

58. Rathi SK, Kumrah L. Topical corticosteroid-induced rosacea-like dermatitis: a clinical study of 110 cases. Indian journal of dermatology, venereology and leprology. 2011;77(1):42-6.

59. Furue M, Terao H, Moroi Y, Koga T, Kubota Y, Nakayama J, et al. Dosage and adverse effects of topical tacrolimus and steroids in daily management of atopic dermatitis. J Dermatol. 2004;31(4):277-83.

60. Fukuie T, Nomura I, Horimukai K, Manki A, Masuko I, Futamura M, et al. Proactive treatment appears to decrease serum immunoglobulin-E levels in patients with severe atopic dermatitis. Br J Dermatol. 2010;163(5):1127-9.

61. Fukuie T, Hirakawa S, Narita M, Nomura I, Matsumoto K, Tokura Y, et al. Potential preventive effects of proactive therapy on sensitization in moderate to severe childhood atopic dermatitis: A randomized, investigator-blinded, controlled study. J Dermatol. 2016;43(11):1283-92.

62. Odland R, Wigley T, Kim T, Kizziar R, Davamony D. Quantification of rebound edema after steroid treatment. Otolaryngol Head Neck Surg. 2000;123(1 Pt 1):44-7.

63. Ng SY, Begum S, Chong SY. Does Order of Application of Emollient and Topical Corticosteroids Make a Difference in the Severity of Atopic Eczema in Children? Pediatr Dermatol. 2016;33(2):160-4.

64. Kemmett D, Tidman MJ. The influence of the menstrual cycle and pregnancy on atopic dermatitis. Br J Dermatol. 1991;125(1):59-61.

65. Murase JE, Heller MM, Butler DC. Safety of dermatologic medications in pregnancy and lactation: Part I. Pregnancy. J Am Acad Dermatol. 2014;70(3):401 e1-14; quiz 15.

66. Franssen ME, van der Wilt GJ, de Jong PC, Bos RP, Arnold WP. A retrospective study of the teratogenicity of dermatological coal tar products. Acta Derm Venereol. 1999;79(5):390-1.

67. Kulski JK, Hartmann PE. Changes in the concentration of cortisol in milk during different stages of human lactation. Aust J Exp Biol Med Sci. 1981;59(Pt 6):769-78.

68. Lundov MD, Johansen JD, Zachariae C, Moesby L. Creams used by hand eczema patients are often contaminated with Staphylococcus aureus. Acta Derm Venereol. 2012;92(4):441-2.

69. Horimukai K, Morita K, Narita M, Kondo M, Kitazawa H, Nozaki M, et al. Application of moisturizer to neonates prevents development of atopic dermatitis. J Allergy Clin Immunol. 2014;134(4):824-30 e6.

70. Legendre L, Barnetche T, Mazereeuw-Hautier J, Meyer N, Murrell D, Paul C. Risk of lymphoma in patients with atopic dermatitis and the role of topical treatment: A systematic review and meta-analysis. J Am Acad Dermatol. 2015;72(6):992-1002.

71. Otsuka A, Tanioka M, Nakagawa Y, Honda T, Ikoma A, Miyachi Y, et al. Effects of cyclosporine on pruritus and serum IL-31 levels in patients with atopic dermatitis. Eur J Dermatol. 2011;21(5):816-7.

72. Treister AD, Kraff-Cooper C, Lio PA. Risk Factors for Dupilumab-Associated Conjunctivitis in Patients With Atopic Dermatitis. JAMA Dermatol. 2018;154(10):1208-11.

73. Wollenberg A, Howell MD, Guttman-Yassky E, Silverberg JI, Kell C, Ranade K, et al. Treatment of atopic dermatitis with tralokinumab, an anti-IL-13 mAb. J Allergy Clin Immunol. 2019;143(1):135-41.

74. Ruzicka T, Hanifin JM, Furue M, Pulka G, Mlynarczyk I, Wollenberg A, et al. Anti-Interleukin-31 Receptor A Antibody for Atopic Dermatitis. N Engl J Med. 2017;376(9):826-35.

75. Nakagawa H, Nemoto O, Igarashi A, Saeki H, Oda M, Kabashima K, et al. Phase 2 clinical study of delgocitinib ointment in pediatric patients with atopic dermatitis. J Allergy Clin Immunol. 2019.

76. Paller AS, Tom WL, Lebwohl MG, Blumenthal RL, Boguniewicz M, Call RS, et al. Efficacy and safety of crisaborole ointment, a novel, nonsteroidal phosphodiesterase 4 (PDE4) inhibitor for the topical treatment of atopic dermatitis (AD) in children and adults. J Am Acad Dermatol. 2016;75(3):494-503 e6.

77. Bissonnette R, Poulin Y, Zhou Y, Tan J, Hong HC, Webster J, et al. Efficacy and safety of topical WBI-1001 in patients with mild to severe atopic dermatitis: results from a 12-week, multicentre, randomized, placebo-controlled double-blind trial. Br J Dermatol. 2012;166(4):853-60.

78. Kardon AP, Polgar E, Hachisuka J, Snyder LM, Cameron D, Savage S, et al. Dynorphin acts as a neuromodulator to inhibit itch in the dorsal horn of the spinal cord. Neuron. 2014;82(3):573-86.

79. Hiragun T, Ishii K, Hiragun M, Suzuki H, Kan T, Mihara S, et al. Fungal protein MGL_1304 in sweat is an

allergen for atopic dermatitis patients. J Allergy Clin Immunol. 2013;132(3):608-15 e4.

※右記以外に、本書を作成するにあたって参考にした文献

80. Focus on Medicine, 13:15-18, 1998
81. Pharm Res, 11 (1):151-155, 1994
82. Lack G. Epidemiologic risks for food allergy. J Allergy Clin Immunol. 2008 Jun;121(6):1331-6.
83. Spergel JM, Paller AS. Atopic dermatitis and the atopic march. J Allergy Clin Immunol. 2003 Dec;112(6 Suppl):S118-27.
84. Boguniewicz M, Eichenfield LF, Hultsch T. Current management of atopic dermatitis and interruption of the atopic march. J Allergy Clin Immunol. 2003 Dec;112(6 Suppl):S140-50.
85. Guttman-Yassky E, Zhou L, Krueger JG. The skin as an immune organ: Tolerance versus effector responses and applications to food allergy and hypersensitivity reactions. J Allergy Clin Immunol. 2019 Aug;144(2):362-374.
86. Amano W, Nakajima S, Yamamoto Y, et al. JAK inhibitor JTE-052 regulates contact hypersensitivity by downmodulating T cell activation and differentiation. J Dermatol Sci. 2016 Dec;84(3):258-265.
87. Amano W, Nakajima S, Kunugi H, et al. The Janus kinase inhibitor JTE-052 improves skin barrier function through suppressing signal transducer and activator of transcription 3 signaling. J Allergy Clin Immunol. 2015 Sep;136(3):667-677.
88. Presland RB, Boggess D, Lewis SP, et al. Loss of normal profilaggrin and filaggrin in flaky tail (ft/ft) mice: an animal model for the filaggrin-deficient skin disease ichthyosis vulgaris. J Invest Dermatol. 2000 Dec;115(6):1072-81.

89. Fallon PG, Sasaki T, Sandilands A, et al. A homozygous frameshift mutation in the mouse Flg gene facilitates enhanced percutaneous allergen priming. Nat Genet. 2009 May;41(5):602-8.

90. Saunders SP, Goh CS, Brown SJ, et al. Tmem79/Matt is the matted mouse gene and is a predisposing gene for atopic dermatitis in human subjects. J Allergy Clin Immunol. 2013 Nov;132(5):1121-9.

91. Otsuka A, Doi H, Egawa G, et al. Possible new therapeutic strategy to regulate atopic dermatitis through upregulating filaggrin expression. J Allergy Clin Immunol. 2014 Jan;133(1):139-46.

92. Kabashima K, Furue M, Hanifin JM, et al. Nemolizumab in patients with moderate-to-severe atopic dermatitis: Randomized, phase II, long-term extension study. J Allergy Clin Immunol. 2018 Oct;142(4):1121-1130.e7.

93. Fishbein AB, Silverberg JI, Wilson EJ, Ong PY. Update on Atopic Dermatitis: Diagnosis, Severity Assessment, and Treatment Selection. J Allergy Clin Immunol Pract. 2019 Aug 19. pii: S2213-2198(19)30635-X.

94. Nakashima C, Ishida Y, Kitoh A, Otsuka A, Kabashima K. Interaction of peripheral nerves and mast cells, eosinophils, and basophils in the development of pruritus. Exp Dermatol. 2019 Dec;28(12):1405-1411.

95. Takahashi S, Ishida A, Kubo A, et al. Homeostatic pruning and activity of epidermal nerves are dysregulated in barrier-impaired skin during chronic itch development. Sci Rep. 2019 Jun 13;9(1):8625.

96. Brunner PM, Silverberg JI, Guttman-Yassky E, et al. Increasing Comorbidities Suggest that Atopic Dermatitis Is a Systemic Disorder. J Invest Dermatol. 2017 Jan;137(1):18-25.

97. Kobayashi T, Glatz M, Horiuchi K, et al. Dysbiosis and Staphylococcus aureus Colonization Drives Inflammation in Atopic Dermatitis. Immunity. 2015 Apr 21;42(4):756-66.

98. Sasaki T, Shiohama A, Kubo A, et al. A homozygous nonsense mutation in the gene for Tmem79, a component for the lamellar granule secretory system, produces spontaneous eczema in an experimental

model of atopic dermatitis. J Allergy Clin Immunol. 2013 Nov;132(5):1111-1120.e4.

99. Katoh N, Kataoka Y, Saeki H, et al. Efficacy and safety of dupilumab in Japanese adults with moderate-to-severe atopic dermatitis: a subanalysis of three clinical trials. Br J Dermatol. 2019 Sep 28. doi: 10.1111/bjd.18565.

100. Beck LA, Thaçi D, Hamilton JD, et al. Dupilumab treatment in adults with moderate-to-severe atopic dermatitis. N Engl J Med. 2014 Jul 10;371(2):130-9.

101. Thaçi D, Simpson EL, Beck LA, et al. Efficacy and safety of dupilumab in adults with moderate-to-severe atopic dermatitis inadequately controlled by topical treatments: a randomised, placebo-controlled, dose-ranging phase 2b trial. Lancet. 2016 Jan 2;387(10013):40-52.

102. Simpson EL, Bieber T, Guttman-Yassky E, et al. Two Phase 3 Trials of Dupilumab versus Placebo in Atopic Dermatitis. N Engl J Med. 2016 Dec 15;375(24):2335-2348.

103. Blauvelt A, de Bruin-Weller M, Gooderham M, et al. Long-term management of moderate-to-severe atopic dermatitis with dupilumab and concomitant topical corticosteroids (LIBERTY AD CHRONOS): a 1-year, randomised, double-blinded, placebo-controlled, phase 3 trial. Lancet. 2017 Jun 10;389(10086):2287-2303.

104. Wollenberg A, Beck LA, Blauvelt A, et al. Laboratory safety of dupilumab in moderate-to-severe atopic dermatitis: results from three phase III trials (LIBERTY AD SOLO 1, LIBERTY AD SOLO 2, LIBERTY AD CHRONOS). Br J Dermatol. 2019 Aug 13. doi: 10.1111/bjd.18434.

105. Weidinger S, Beck LA, Bieber T, Kabashima K, Irvine AD. Atopic dermatitis. Nat Rev Dis Primers. 2018 Jun 21;4(1):1.

利益相反のおことわり

著者は以下の製薬会社より、講演料および研究費を正規の手続きのもと受け取っている。一方で、この本の作成においては、以下の製薬会社からの助言および支援は一切受けていない。

ノバルティス ファーマ株式会社／小野薬品工業株式会社／中外製薬株式会社／協和キリン株式会社／ヤンセンファーマ株式会社／エーザイ株式会社／鳥居薬品株式会社／ブリストル・マイヤーズ スクイブ株式会社／株式会社 ポーラファルマ／MSD株式会社／サノフィ株式会社／大鵬薬品工業株式会社／田辺三菱製薬株式会社／第一三共株式会社

［著者］
大塚篤司（おおつか・あつし）
1976年千葉県生まれ。医師、医学博士。近畿大学医学部皮膚科学教室主任教授。皮膚科専門医。アレルギー専門医。がん治療認定医。2003年信州大学医学部卒業、2010年京都大学大学院卒業、チューリッヒ大学病院客員研究員を経て2021年より現職。アレルギーの薬剤開発研究にも携わり、複数の特許を持つ。アトピー性皮膚炎に関連する講演を年間40以上こなす。
アトピーをはじめとしたアレルギー患者をこれまでのべ10000人以上診察。正しい知識がないために、間違った医療で悪化する患者を多く経験し、医師と患者を正しい情報で橋渡しする発信に精力を注ぐ。京都新聞、AERA dot.、BuzzFeed Japan Medical、Yahoo!ニュース個人などに寄稿・執筆。自身もアレルギー体質で、喘息に加え鼻炎と結膜炎をもち、今も軽度の白内障と網膜剥離がある。著書に『心にしみる皮膚の話』（朝日新聞出版）がある。

Twitter：@otsukaman

世界最高のエビデンスでやさしく伝える
最新医学で一番正しい アトピーの治し方

2020年1月29日　第1刷発行
2021年6月30日　第3刷発行

著　者――大塚篤司
発行所――ダイヤモンド社
〒150-8409　東京都渋谷区神宮前6-12-17
https://www.diamond.co.jp/
電話／03･5778･7233（編集）　03･5778･7240（販売）

ブックデザイン―杉山健太郎
カバー写真―馬場道浩
本文DTP――一企画
校正―――加藤義廣（小柳商店）
製作進行――ダイヤモンド・グラフィック社
印刷―――三松堂
製本―――ブックアート
編集担当――今野良介

ISBN 978-4-478-10847-5